STRESS PÅ LIV OCH DÖD

– DEN LILLA LIVSVIKTIGA BOKEN OM STRESS OCH AVSLAPPNING

JONAS WÅRSTAD

Förlag: BoD - Books on Demand, Stockholm, Sverige
Tryck: BoD - Books on Demand, Norderstedt, Tyskland

ISBN: 978-91-7699-355-2

Förord av en psykologilärare

Som lärare, och framför allt som psykologilärare, får jag ofta många frågor om stress och önskemål om att undervisa om just stress. Troligtvis då detta är något som de flesta som studerar kan relatera till. Jag har därför under många år ägnat ganska mycket tid åt just ämnet stress i min undervisning. Väldigt ofta får jag frågan om jag inte har någon bra bok om ämnet då många vill lära sig ännu mer än det vi går igenom på lektionerna. Fram tills nu, har jag inte haft något svar på den frågan. Nu har jag äntligen en bok som jag kan rekommendera till mina elever. *"Stress på liv och död"* tar på ett mycket lättbegripligt sätt upp de olika aspekterna av stress utan att exkludera såväl viktiga som svåra begrepp och teorier. Detta är en bok som jag kan rekommendera till både de som är väl belästa i ämnet såväl till de som är nybörjare och vill få en god grund i ämnet.

Jeanette Sjödin, Psykologilärare, Katrinebergs Folkhögskola i Halmstad

Författarens förord

Vikten av att minska stress går knappast att överdriva. Förutom minskad livskvalitet i form av psykologiskt och känslomässigt lidande hos den enskilde individen finns även faktorer som ökade samhällskostnader i form av sjukhusvistelser och arbetsfrånvaro. Ingen människa är en ö. Alla påverkar vi varandra och alla är vi mer eller mindre beroende av andra, så det gynnar varken individen själv eller människorna i dess omgivning att stressa sig sönder och samman och slita ut sig i förtid. Svenska Staten insåg naturligtvis detta, och 1938 beslutades att ge alla arbetare två veckors lagstadgad semester. Staten har dock inte vidtagit några direkta åtgärder för att lära sina skattebetalande medborgare hur de ska undvika stress.

Med denna lilla bok vill jag fylla dessa luckor. Under mitt drygt 50 år långa liv känns det som jag fått uppleva i princip alla former av stress som finns, och jag vill här dela med mig av min kunskap och inte minst av de metoder jag använt och alltjämt använder för att hålla mitt liv så stressfritt som det går i en värld som denna. En del metoder har jag själv tänkt ut, men det mesta har jag lärt mig via ett brett spektrum av olika böcker och kurser. Jag vill speciellt nämna Gregory Caremans (http://mybrainandi.com), en belgisk psykolog och expert på neuroscience vars förklaringsmodeller har inspirerat mig.

Jag har medvetet valt att hålla boken så kort som möjligt. En bok om stress på 250 sidor känns motsägelsefullt. Jag har därför plockat bort allt som inte känns nödvändigt, så att inte stressade personer – målgruppen för denna bok – paradoxalt nog ska känna sig avskräckta av just bokens omfattning.

Med förhoppning om en snabb och ändå givande läsning.

Jonas Wårstad

KAPITEL 1 – VAD ÄR STRESS?

Vad som upplevs som stress skiljer sig naturligtvis väldigt från person till person. Till att börja med finns det ju en oändlig mängd faktorer som potentiellt kan leda till stress. Dessutom är det så att det som stressar en person inte nödvändigtvis stressar en annan; att exempelvis handla, städa eller planera sin budget kan innebära stress för en person medan det kan kännas neutralt eller till och med stimulerande eller avkopplande för en annan.

Kortfattat kan man istället definiera stress som hjärnans och därmed kroppens reaktion på en situation som hjärnan uppfattar som farlig på ett eller annat sätt.

Farlig? Vi kommer strax till det, men jag vill börja med att understryka att det handlar om hur *hjärnan uppfattar* eller *tolkar* en situation. Stress är alltså inte "när man har mycket att göra" utan först och främst hur du som person *upplever* en situation och därmed hur hjärnan och kroppen reagerar på det hela. Man kan alltså i princip springa runt hela dagen och ha fullt upp att göra, utan att stressa det minsta. Men man kan också ligga i sängen hela dagen och samtidigt stressa för fullt. Det är nämligen vad som sker i dina *tankar* som avgör din faktiska stressnivå, inte hur mycket du rör på kroppen. Om du har fullt upp med något som du tycker om att göra och inte känner någon tidspress så stressar du egentligen inte i den bemärkelsen, just på grund av att du känner glädje, entusiasm eller inspiration inom dig. Och omvänt: Om du ligger i din säng eller sitter i din soffa och tänker starka negativa eller destruktiva tankar så stressar du egentligen, trots att du inte rör på dig.

Och vad har då "fara" med det hela att göra? Jo, allt vi upplever eller tänker på skapar en känsla, och denna känsla får hjärnan attreagera. Och hjärnan – eller mer exakt hjärnans "känslocentrum" amygdala i den äldre delen av hjärnan som kallas det limbiska systemet – förstår bara två saker: Antingen "allt är ok", och då kopplas det så kallade *parasympatiska* nervsystemet in, eller "nu står jag inför en livsfarlig situation", och då kopplas det *sympatiska* nervsystemet in. Hjärnan tolkar alltså allting vi upplever väldigt svart och vitt. Att vi är sena eller chefen skriker åt oss är ju logiskt sett inte något som direkt hotar vårt liv – men för hjärnan är det just precis vad det är. Så fort vi stressar kopplas nämligen den "logiska" främre delen av hjärnan ur – just den del som egentligen hade kunnat skydda oss från "icke livsfarlig stress" – för att den äldre delen har monopol på allt som har med överlevnad att göra.

Hela situationen blir alltså paradoxal. Hjärnan uppfattar något som *inte* hotar vårt liv, som livshotande; den kopplar ur den enda delen av sig själv som hade kunnat göra något åt det på ett lugnt och rationellt sätt och *hindrar* på så sätt egentligen i längden vår överlevnad.

Hur kunde det bli så fel i hjärnan, som haft så många miljontals år på sig att utvecklas?

Problemet ligger i att människohjärnan inte hunnit med att anpassa sig till vårt relativt nya liv i den "moderna världen" här i väst, utan rovdjur. Ja just det, rovdjur. Och vad har de med hjärnan att göra? En hel del. Rovdjur är nämligen en av de faktorer som mest påverkat vår hjärnas stressreaktioner.

När vi är stressade aktiveras reptilhjärnan. Reptilhjärnan är den allra äldsta delen av hjärnan och har med vår fysiska överlevnad att göra. Den kopplas in så fort vi känner oss stressade, eftersom hjärnan ju inte kan skilja på livsfarlig och icke-livsfarlig stress.

Reptilhjärnan är programmerad att utlösa en av tre reaktioner vid fara: slåss, fly eller stå blick stilla (engelskans fight, flight, freeze).

Vilken av de tre reaktionerna som utlöses beror dels på hur personen uppfattar situationen och dels på hur personen är betingad. Betingning innebär att man är uppfostrad på ett visst sätt eller att reaktionen på annat sätt blivit till en vana. En del människor har lätt till aggression, en del flyr hellre undan medan andra tenderar att bli handlingsförlamade. Vid de två första reaktionerna (slåss och fly) beordrar hjärnan ögonblickligen kroppen att producera stora mängder stärkande hormoner i kroppen, såsom adrenalin och smärtstillande endorfiner. Dina lungor expanderar för att underlätta andningen och för att pumpa in extra syre i blodet. Ditt hjärta börjar slå upp till fem gånger snabbare än normalt för att snabbt kunna pumpa detta extra syresatta blod till dina armar ifall du behöver slåss och till dina ben ifall du behöver springa därifrån. Dina pupiller vidgas så att du ser allting bättre. Din lever omvandlar glukos till snabb energi för att snabbt ge dig en extra energikick. Detta är den klassiska "fly-eller-slåss-responsen", som har gjort det möjligt för djur och människor att överleva här på Jorden sedan urminnes tider.

I den tredje av reaktionerna, att stå blick stilla, sker inte allt detta eftersom syftet först och främst är att inte synas eller höras alls.

Dessa tre reaktioner har uppstått som tre olika sätt att överleva om ett rovdjur är i närheten. För länge sedan fanns det både fler och större rovdjur (bland annat grottbjörn, jättevarg och sabeltandad tiger) som lätt kunde hinna ifatt och döda människor. Om en människa då trodde att rovdjuret inte hade upptäckt dem än är det lätt att tänka sig att det att stå blick stilla var den första reaktionen. Hade rovdjuret sett dig lönade det sig knappast att stå stilla och hoppas på det bästa, utan man fick springa istället. Fanns det ingenstans att ta skydd fick man slåss istället.

Situationen kunde naturligtvis också vara den omvända, nämligen att man var hungrig och var ute efter kött. Då satte samma reaktion igång och pumpade ut blod till benen och armarna så att man orkade springa ifatt djuret.

Och med denna bakgrund är det lättare att förstå hur hjärnan fungerar under stress, och varför.

KAPITEL 2 – VAD ÄR PROBLEMET MED STRESS?

I förra kapitlet konstaterade vi att stress inte nödvändigtvis uppstår för att man har mycket att göra. Om du upplever att du har fullt upp med någonting du tycker om att göra och du inte känner någon direkt tidspress – att du måste bli klar med någonting speciellt i tid – är det förmodligen ingen negativ form av stress du upplever. I och med att du tycker om det du gör produceras nämligen belöningshormonet dopamin. Då flyter allt bara på och tiden går fort för du har roligt.

Men om du ogillar det du gör eller det du tar in med dina sinnen, eller du upplever att du inte hinner med allt, så uppstår negativ stress. Då beordrar hjärnan binjurarna att bland annat producera stresshormonet kortisol. (Minns att det vi upplever eller tänker på skapar en känsla och att denna känsla får hjärnan att reagera.) Kortisol är i grunden ett skyddande stresshormon som har en inflammationshämmande effekt på immunsystemets celler. Tanken är alltså att kortisolet ska stärka immunsystemet, som hjärnan antar behöver skyddas på grund av "tillfällig men akut fara".

Tillfälliga stresstoppar tar alltså kroppen hand om på detta sätt. Men den verkliga faran ligger i om stressen blir till en vana för dig. Hjärnan kan som sagt inte skilja på livsfarlig och icke livsfarlig stress. Om du då har för vana att dagligen stressa upp dig över olika saker – kanske till och med över samma saker varje dag – så tröttas kroppens skyddande system till sist ut. Kroppen och hjärnan orkar nämligen inte i längden stressa dygnet runt – ja, dygnet runt, för dina upplevelser under dagen påverkar sömnen, och det undermedvetna vilar aldrig – och det uppstår då en rad negativa effekter på kroppen och hälsan. (Ytterligare en orsak till denna överbelastning är att stress inte bara ökar produktionen av stresshormonet kortisol, utan det minskar också samtidigt belöningshormonet dopamin som normalt sett underlättar kroppens naturliga reparations- och underhållningsprocesser. Det uppstår alltså en dubbel negativ effekt.)

Här följer några av de negativa effekter på kroppen och hälsan som kan uppstå i längden till följd av negativ stress. Listan är i grunden tagen från *Boken om zonterapi och reflexologi* av Louise Keet, men jag har redigerat/reviderat texten och lagt till lite.

Immunsystemet försvagas så att det inte längre kan försvara kroppen effektivt mot virus- och bakterieangrepp. Du blir därmed mer mottaglig för infektioner.

Hela hormonsystemet och därmed alla kroppens körtlar och hormoner kommer i obalans.

Andningen kan hämmas under stressiga perioder. Detta beror på vår tendens att hålla andan som en följd av en av de tre stress-reaktionerna: att vara blick stilla och varken synas eller höras. Därmed når mindre syre ut till cellerna och följden blir att större mängder avfallsprodukter ansamlas i kroppen.

Ytterligare en effekt av att vara blick stilla är att musklerna i framför allt i nacken hålls spända. Då cirkulerar inte blodet som det ska. Blod ska föra nytt syre till musklerna och samtidigt ta med sig slaggprodukter som mjölksyra tillbaks, men är musklerna spända sker inte detta och då uppstår lätt muskelsmärta.

Muskelspänning kan också hindra nervimpulser att föras vidare till olika delar av kroppen. Tinnitus (öronsusning) är till exempel vanligt under stressiga perioder på grund av trycket på nervrötterna.

Hjärtat slår fortare och ökar blodflödet genom kroppen, vilket kan leda till högt blodtryck och huvudvärk. Detta blir en påfrestning på alla blodkärl.

Det sker en allmän omprioritering av blodflödet i kroppen. Blod avleds från bland annat matsmältningssystemet eftersom det inte betraktas som livsviktigt i perioder av fara. (Därav uttrycket "stressmage".) Andra områden som inte betraktas som livsviktiga just i stunden får också minskad tillförsel av blod, exempelvis urinblåsan, och om den inte töms kontinuerligt kan det leda till blåskatarr.

Under stor stress frigörs bland annat stora mängder fett och socker i blodet för att ge snabb energi. Det socker och fett som inte går åt kan stanna kvar i blodet. Fetterna lagras i blodkärlens väggar. Blodkärlen blir då allt trängre, vilket ökar risken för hjärt-kärlsjukdomar. Sockerutsöndringen leder till att stora mängder glukos ansamlas i blodkärlen, vilket kan leda till diabetes.

I längden är stresshormonet kortisol fettbildande. (Under stressiga perioder passar kroppen nämligen på att samla på sig fettreserver att ta till om du behöver fly eller klara dig utan mat en längre tid.) Stress kan alltså i sig leda till övervikt. Men det motsatta kan också ske, nämligen att matsmältningssystemet blir såpass lidande att det leder till näringsbrist och viktminskning.

Men det är inte bara kroppen som kan ta skada. Stora mängder kortisol påverkar hjärnans minnescentrum hippocampus negativt. Du har kanske lagt märke till hur ständigt stressade personer verkar glömma saker hela tiden? Men binjurarna utsöndrar inte bara kortisol utan även kortison, vilket i stora mängder är giftigt för hjärnan och kan ge upphov till depression och minnesförlust.

Alla tre stress-reaktionerna (slåss, fly eller stå blick stilla) kan i längden även leda till ett negativt känslomässigt tillstånd. Att ständigt vara i "slåss-läget" kan leda till aggressivitet. Att vara i "fly-läget" kan leda till ångest, och att vara i "stå-blick-stilla-läget" kan leda till hjälplöshet, passivitet och apati. Psykisk ohälsa av detta slag kan alltså bero på långvarig stress.

Ytterligare en negativ effekt av stress är risken för ökat intag av olika former av beroendeframkallande ämnen som alkohol, tobak, socker och fet mat. Detta beror på att stress som sagt inte bara ökar produktionen av stresshormonet kortisol utan även minskar belöningshormonet dopamin. Hjärnan känner naturligtvis av både ökningen av stresshormoner och minskningen av belöningshormoner och vill så snabbt och enkelt som möjligt få tillbaka de normala nivåerna. Hjärnan har lärt sig att det att stoppa något i munnen ofta har den effekten. Detta är ett betingat beteende från barndomen som börjar med mammas bröst, som betyder näring, som i sin tur betyder överlevnad, och hjärnan vill belöna detta överlevnadsfrämjande beteende (amning) med att producera belöningshormonet dopamin. Efter att amningen av naturliga skäl upphör efter en tid kommer nappen in i bilden. Nappen ska ju påminna barnets hjärna om mammas bröstvårta och därmed fylla hjärnans betingade behov av att ha något bröstvårtliknande i munnen som producerar dopamin. Nu är det alltså inte längre bröstmjölken i sig som producerar dopaminet. Det är istället det faktum att barnets hjärna associerar det att ha något i munnen, med överlevnad. Det är detta som är betingning – i detta fall att hjärnan associerar något nytt med överlevnad för att producera dopamin. Efter att nappen spelat ut sin roll och mamman tycker barnet är för gammalt för napp kommer nästa steg, att suga på sin tumme istället. När barnet nått en ålder då tumsugning anses opassande uppstår ett problem. Dopaminet minskar då åter, men vad ska barnet ersätta tumsugningen med? Jo, det blir ofta något ätbart att stoppa i munnen istället.

Och här har vi problemet med stressätning och tröstätning. Hjärnan är betingad att stoppa mat i munnen så fort personen känner sig stressad eller nere. Och helst ska det vara något sött eller fett, eftersom sådan mat har högt kaloriinnehåll vilket hjärnan tolkar som bra mat för att man överlever längre på sådan mat. Eller i alla fall gjorde människan det för länge sedan när kaloririk mat var en bristvara. Nu för tiden, i alla fall här i Väst, finns det ett överflöd av översockrade och överfeta matvaror. Återigen har hjärnan inte hängt med i människans utveckling.

I vuxen ålder kan detta ohälsosamma ätbeteende övergå i rökning, alkoholintag, missbruk av olagliga droger, spelberoende, sexmissbruk med mera. Effekten på hjärnan är dock densamma vare sig du äter, röker, dricker eller får ditt missbruksbeteende tillfredsställt – hjärnan utsöndrar dopamin, och då blir sockret, alkoholen, cigaretten eller själva beteendet till en beroendeframkallande drog för hjärnan. Det är därför det kan vara väldigt svårt att sluta röka, dricka alkohol, äta onyttigt eller sluta med ett beteende. Hjärnan vill ha sin drog, för då utsöndras belöningshormonet dopamin som ju dels minskar stressen och dels ökar välmåendet. Denna dubbelverkan kan vara svår att bryta, eftersom hjärnan vill ha sin snabba kick, sitt snabba rus. Risken med stress är alltså att man kan fastna i detta destruktiva beteende – som både kan vara väldigt svårt att bryta och som i längden kan skada din hälsa – istället för att ta till hälsosamma, konstruktiva och icke beroendeframkallande metoder att minska stressen med. Och det är dessa metoder resten av boken ägnas åt.

KAPITEL 3 – HUR HANDSKAS MAN MED STRESS?

Hur handskas man med stress då? Ja, det är det stora frågan. Svaret är att det till stor del beror på personen och på de specifika omständigheterna. Men i denna boken utgår jag från tio grundläggande sätt att hantera stress på:

1. Handskas med människor i din omgivning som du upplever stressar dig.

2. Ändra din *attityd* till människor i din omgivning som du upplever stressar dig.

3. Ändra på de omständigheter i din närmiljö som du upplever stressar dig.

4. Ändra din *attityd* till de omständigheter i din närmiljö som du upplever stressar dig.

5. Ändra ditt sätt att tänka så att du inte stressas av dina egna tankar.

6. Självanalys och självinsikt.

7. Avslappning genom fysiska metoder.

8. Avslappning genom psykosocial samverkan med andra människor.

9. Avslappning genom samverkan mellan sinne och kropp.

10. Avslappning genom lugnande stimulering av dina sinnen.

Det finns alltså en hel del sätt att varva ner och minska stress
på. Att ge ett generellt "kvällstidningsråd" som att sitta ner och
andas lugnt eller jogga bort stressen är att överförenkla det hela.
Det är inget fel på råden i sig, och de passar självklart en del,
men problemet är att de kan till och med öka stressen hos
andra.

I de följande kapitlen kommer du att få lära dig olika sätt att
minska stress, indelat i ovanstående kategorier. Man hade i
princip kunnat skriva en hel bok om var och en av de olika
sätten, men för att hålla boken kort har jag valt att ta upp det
viktigaste om varje punkt – det väsentliga du behöver veta –
och sedan kan du själv söka mer information via internet eller
någon specialbok om du vill gå in på djupet om en speciell
punkt. När du sedan läser igenom de olika sätten
rekommenderar jag att du lyssnar på kroppens signaler och på
din intuition och väljer det eller de sätt som helt enkelt känns
rätt för dig. Att till exempel tvinga dig att sitta och blunda och
andas ... l-u-g-n-t .. om du känner dig superstressad och är en
väldigt aktiv person kan faktiskt göra dig *mer* stressad, i varje
fall på kort sikt. Och att ge dig ut och idrotta om du är mer
intellektuellt lagt och föredrar mentala metoder att koppla av
på kan också bli fel. (Märk väl att jag inte påstår att motion inte

är bra. Tvärtom, motion är bra, men som avstressnings-metod passar det helt enkelt inte alla, i varje fall inte på kort sikt.) Du kan dock åtminstone *prova* metoder som du kanske känner dig lite nyfiken på; de som hamnar lite mitt emellan "ja" och "nej".

Grundprincipen i alla sätt och tekniker är dock densamma: Att skifta ditt mentala fokus från det som stressar dig till något som *inte* stressar dig. Detta låter kanske väldigt enkelt, och det är också väldigt enkelt. I alla fall i teorin. Men vanans makt är stor, och har du stressat en längre tid kan det krävas självdisciplin och målmedvetenhet för att bryta vanan. Men det går, och det är värt det.

En del frågar sig säkert hur det kan vara så enkelt – att bara skifta fokus? Det finns ju massor av olika anledningar till att folk stressar, och hur kan en enda lösning fixa allt? Svaret är att de olika metoderna skiftar ditt fokus på olika sätt, och i större eller mindre grad, och även i samband med andra faktorer. Joggning exempelvis skiftar ditt fokus till här och nu, på omgivningen; men du förbrukar även de ansamlade stresshormonerna, så det är en samverkan av olika faktorer. Men alla metoder har det mentala fokuset gemensamt.

Och hur kommer det sig att just det mentala fokuset är så viktigt? Jo, som du minns från första kapitlet är det så att allt vi upplever eller tänker på skapar en känsla, och denna känsla får hjärnan att reagera. Och hjärnan, eller mer exakt hjärnans "känslocentrum" amygdala, förstår bara två saker: Antingen "allt är ok" eller "nu står jag inför en livsfarlig situation". Nu är det också så att hjärnan inte kan skilja på något du tänker på och något som faktiskt sker på riktigt. Läs gärna den meningen flera gånger, för den är en av den viktigaste faktorn när det gäller att minska stress. Det innebär att hjärnan vid varje givet ögonblick reagerar på det du faktiskt upplever *eller det du tänker på*. Det undermedvetna är nämligen blint, för hjärnan reagerar på precis samma sätt både på de bilder som skapas av synnerverna och på de bilder du själv skapar genom dina tankar. Hjärnan vet ingen skillnad. Och det du har fokus på avgör dina känslor. Skiftar du ditt fokus så skiftas också dina känslor. Nu förstår du varför ditt mentala fokus är så viktigt. Jag kommer att gå in på detta mer i detalj när vi kommer till de mentala metoderna och visualisering senare i boken.

Till sist, hur vet du om du lyckas slappna av på riktigt då? Jo, kortfattat kan man säga att om du inte längre tänker på något som stressar dig och inte känner dig stressad så har du lyckats!

KAPITEL 4 – ATT HANDSKAS MED MÄNNISKOR I DIN OMGIVNING SOM STRESSAR DIG, ELLER ÄNDRA DIN ATTITYD TILL DEM

Vi människor är sociala av naturen. Det finns naturligtvis undantag som mer eller mindre asociala personer, men rent generellt överlever och frodas vi människor som grupp. Relationer kan därför anses som en naturlig källa till välmående (mer om detta i ett senare kapitel). Men nu ska vi ta en titt på en av baksidorna till relationer, nämligen ständiga eller orimliga krav, vilket kan vara en stor källa till stress för många.

Att handskas med människor i din omgivning som du upplever stressar dig

För att handskas med och bemöta människor i din omgivning som du upplever stressar dig krävs det att du har ett visst mått av självkänsla – du måste känna att du har ett värde som människa och att du har rätt att bli behandlad med respekt. Men du måste också kunna sätta gränser gentemot människor i din hemmiljö eller på din arbetsplats utan att automatiskt tycka synd om alla du kanske säger nej till eller inte hjälper. Nu är ju vissa mer hårdhudade än andra och låter sig inte "köras över" av någon. Detta har sina fördelar men även sina nackdelar ur stressynpunkt. En tuff personlighet kommer visserligen att få färre "yttre omständigheter" att stressa upp sig över, av den enkla anledningen att de tenderar att styra sin omgivning, inklusive andra personer, så att det passar just dem. Å andra sidan kan detta skapa en ständig inre stress på grund av att de hela tiden just måste hålla koll på sin omgivning. Därför kan det underlätta för dig betydligt om du nöjer dig med att bara förändra andras *beteende*, inte hela deras *inställning* till saker och ting.

Det finns naturligtvis inte möjlighet här i denna bok att täcka och hitta lösningar åt alla former av relationsproblem (jag kan dock hänvisa till min bok *Idioten på jobbet – Hur man handskas med besvärliga och irriterande arbetskollegor*, som för övrigt även kan tillämpas på personer utanför din arbetsplats) men rent generellt rekommenderar jag att du undviker personer som stressar dig på ett negativt sätt.

Kan man då stressa någon på ett positivt sätt? Ja, skillnaden ligger i vad det hela gäller och *varför* du känner dig stressad. En del kanske bara vill ditt bästa och du känner dig obekväm att ta tag i problem som dessa välmenande människor belyser åt dig. Är du exempelvis överviktig och någon "tjatar" att du ska ta itu med problemet står det dig naturligtvis fritt att hålla dig undan personen som "tjatar" och på så sätt undvika den "stressen". Men då stressar du din kropp och din hälsa istället.

Mitt råd är alltså att lyssna på dina nära och kära och fundera på om de vill ditt bästa, eller bara sitt eget bästa. Om de bara vill att du gör dem tjänster hela tiden kan det naturligtvis vara negativ stress för dig. Ett knep om någon kommer med ständiga eller orimliga önskemål eller krav är att aldrig svara med ett ja, okej eller ens ett kanske. Säg istället nej direkt. Var vänlig men bestämd. Har du allmänt svårt för att säga nej måste du öva på det och helt enkelt vänja din omgivning vid din nya attityd. Det går inte att bli omtyckt av alla hela tiden. Är du osäker kan du istället säga att du måste fundera på saken. Du kan också välja att skapa balans i det hela genom att ställa ett motkrav, exempelvis ”OK, så du vill ha (det och det) från mig, och jag själv behöver (hjälp med något annat, tid, lugn, etc). Hur ska vi se till att både dina och mina behov blir tillgodosedda?” Då tydliggör du att inte bara deras krav räknas.

Står du i nära relation till en person som stressar dig negativt är det bästa att vara ärlig med hur du upplever det hela. Deras svar, och kanske framför allt deras fortsatta beteende, visar om de tar hänsyn till dig eller inte. Om du inte känner dig nöjd med deras svar bör du fundera på vilken rätt de har att stressa dig, och på deras bakomliggande motiv.

Om de däremot innerst inne vill ditt bästa men du känner dig stressad handlar det kanske mer om att du känner obehag och rädsla för att du känner dig pressad att gå utanför din bekvämlighetszon/trygghetszon, det vill säga göra något du inte gjort förr eller känner dig rädd för. Då har du ett val att göra, och bara du vet vad som är bäst för dig.

När det gäller en relation med make / maka / sambo / särbo / livspartner / pojkvän / flickvän kan man faktiskt *förebygga* stress genom att ha som mål att varje dag prata en stund med varandra om det som upplevs som viktigt, så att inget outtalat samlas på hög. Risken är annars stor att man glider isär. Detta är en förrädisk process som inte sker över en natt, men under loppet av några år kan ett par ha glidit isär totalt och detta själsliga / mentala / emotionella / fysiska avstånd kan lätt skapa stress.

Slutligen bör du se över hela ditt kontaktnät och fundera över om du ska behålla kontakten med alla du känner. Du behöver dock inte vara dramatisk och bryta kontakten helt med alla du inte gillar. Du kan istället välja hur mycket du umgås med personer som du känner inte vill ditt bästa eller inte lyssnar på dig eller accepterar dig. Du måste själv känna in vad som är bäst för dig. Gör vad du måste för att bevara din mentala och psykologiska hälsa och inre balans.

Att ändra din attityd till människor i din omgivning som du upplever stressar dig

Detta alternativ passar bäst personer med en allmänt filosofisk, lugn eller intellektuell inställning till livet. Generellt sett är det denna personlighet som bäst lyckas minska stress, av den enkla anledningen att det alltid är enklare att förändra sig själv och sin egen inställning än att förändra andras beteende (för att inte tala om att försöka ändra andras *inställning!*).

Därmed inte sagt att man ska låta sig hunsas av alla. Det gäller att hitta en balans här, som passar just dig. Att tänka att "Jaja, han är bara sådan, jag låter mig inte påverkas av det" och verkligen känna att det är så, kan minska din stress betydligt – och samtidigt är det mycket enklare än att försöka förändra den personens beteende. En sådan fredlig och förstående inställning till livet kan man kanske inte skaffa sig hux flux, men det kan komma med åren i form av livserfarenhet och allmänna insikter i hur livet lättast kan levas. Men man kan också träna sig till att tänka, och därmed känna, på ett visst sätt. Att metodiskt tänka exempelvis "Jaja, han är bara sådan, det är hans problem, inte mitt och jag tar inte illa vid mig" varje gång du upplever att någon stressar dig psykologiskt eller känslomässigt gör att ditt undermedvetna till slut kommer att känna just så. Ja, det kan ta tid, men varje gång du tänker så är du faktiskt ett steg närmare. Var konsekvent och ge dig inte, så kan du normalt redan efter några veckor märka hur annorlunda det känns – hur mycket mindre stressad du känner dig. Naturligtvis fungerar det fortare på någon du har att göra med varje dag. Är det någon du kanske bara träffar några gånger om året hinner du ju inte utsättas för stressen så ofta, men i det fallet kan du faktiskt föreställa dig hur du träffar personen och hur du tänker "Jaja, han är bara sådan, det är hans problem, inte mitt och jag tar inte illa vid mig". (Ditt undermedvetna vet som sagt inte skillnaden mellan det du föreställer dig och det som sker i verkligheten.)

Konflikter

Man kan säga att en konflikt är när två eller fler personer har motsatta eller skilda åsikter om något och ingen ger med sig. Konflikter är en ganska så säker "biverkning" av att man har relationer med folk överhuvudtaget. Där det finns folk finns det konflikter. Så har det alltid varit, och kommer förmodligen alltid att vara.

På ytan finns det naturligtvis oräkneliga orsaker till konflikter, men fyra vanliga *grundläggande* orsaker till konflikter är:

1. Av vana. Personen kan exempelvis ha vuxit upp under omständigheter, kanske med flera syskon, där han/hon kände att enda sättet att få sin vilja fram eller sin åsikt hörd var att höja rösten och aldrig ge sig! Eller kanske de var

enda barnet och är van att få sin vilja fram av den anledningen. Det finns många fler exempel på beteende som har sin grund i tidigt formade vanor. Har du ofta med en sådan person att göra bör du förstå hur pass hårt inprogrammerat beteendet kan vara och utgå från det. Antingen får du bara vara medveten om det och lugnt acceptera det med ett "Jaja, han är bara sådan", eller förklara för personen hur jobbigt deras beteende är för dig och försöka få dem att ändra sitt beteende. Om inget fungerar får du undvika personen så gott det går.

2. Olösta konflikter under ytan. Om ett par eller arbetskollegor har olösta konflikter under ytan ska det inte mycket till för att en "småsak" ska utvecklas till en fullskalig konflikt. "Men det där var väl inget att bli arg för" kan vara ett tecken på konflikter under ytan som aldrig blivit lösta.

3. Negativ tolkning. Frun säger till sin man "Jaså ska du ha den slipsen på dig?" varpå han argt utbrister "Varför ska du alltid lägga dig i hur jag klär mig!?" är ingen ovanlig situation. Hon kanske inte alls menade det som kritik utan bara som ett spontant konstaterande, medan han tog det som kritik eller försök till kontroll. Att tolka vad andra menar är ett minfält att ge sig in i, så är du osäker är det alltid bäst att fråga vad någon menar.

4. Känsliga punkter. I princip alla har känsliga punkter. Med känsliga punkter menas i detta sammanhang någonting hos oss själva som vi är extra känsliga för. Det kan vara medfödda fysiska drag eller något i utseendet, talfel, eller negativa saker vi upplevt som "satt sig" och vi känner oss arga eller ledsna så fort någon nämner något som påminner oss om det. Det är naturligtvis omöjligt att i förhand känna till någons känsliga punkter, men du bör i alla fall vara medveten om dina egna känsliga punkter och inte låta dig dras med i ett svallrus av dramatiska känslor så fort någon nämner något speciellt. På samma sätt bör du vara medveten om dina näras och käras känsliga punkter om du vill undvika onödiga konflikter.

Hur du själv reagerar på och handskas med konflikter spelar också stor roll. Låter du dig stressas av de allra minsta konflikter blir det jättesvårt att undvika stress. "S.T.O.P-metoden" har fyra förebyggande sätt att undvika konflikter:

1. "S" står för Stanna upp och tänk; att sätta stopp för eventuella upprörda känslor innan de hunnit överväldiga dig och ta över helt och innan du kanske säger något du ångrar. Det låter kanske enkelt, men det kan vara svårt om man är van vid att låta sina känslor ta över och styra. Som med mycket annat är det en träningssak. Med

målmedvetenhet och ihärdighet kan du skapa en ny vana och därmed minska stressen.

2. "T" står för Tanke-stopp, vilket i det här fallet innebär att sluta tänka på konflikten eller personen ifråga när konflikten är över. Annars blir känslorna som en fylld ballong som kan brista. Ge ballongen tid att släppa ut luften innan ni ses igen. Återigen har vi här principen om vad du har fokus på. Det du har fokus på växer i ditt undermedvetna och påverkar dina känslor. Skifta fokus, så skiftas dina känslor.

3. "O" står för Observera dina knappar, det vill säga dina känsliga punkter. Var medveten vilka dina knappar är, och använd sedan punkt 1 "Stanna upp och tänk" om någon råkar trycka på en av dina knappar.

4. "P" står för Placera dig i den andra personens skor, det vill säga försök se det hela ur deras synpunkt och perspektiv. Är du osäker vad personen menade kan du helt enkelt fråga vad de menar eller hur de tänker. Då får du nyttig information och ditt fokus skiftas samtidigt till något annat än just konflikten. Är du övertygad om att du vet vad personen menade och att de bär skulden för konflikten så bör du ändå hålla i åtanke att bara för att du är övertygad om vad de menade innebär inte att du har rätt. En tanke från en person till en annan kan nämligen förvrängas på

vägen. Muntlig kommunikation har fyra steg. 1) Vad personen som talar (avsändaren) faktiskt avser att säga (menar). 2) Vad personen som talar faktiskt säger. 3) Vad personen som lyssnar (mottagaren) hör. 4) Vad mottagaren antar att avsändaren menar (tolkning). En konflikt kan alltså uppstå genom att en person *avser* att säga något, men när orden kommer ut kanske det blir lite fel av någon anledning så att orden inte exakt avspeglar det han/hon hade tänkt säga. Mottagaren av orden kan i sin tur av olika anledningar höra något annat än vad som sägs – kanske på grund av ett upprört eller ofokuserat sinnelag – och sedan dessutom lägga in felaktiga tolkningar i det de tyckte sig höra. Lösningen är att fråga den som talade om det du *uppfattat* verkligen var vad personen *avsåg* att säga.

Fördelen med denna S.T.O.P-metod är att personen du har en konflikt med inte behöver vara med på det eller deltaga. Det räcker att du gör det. Dessutom måste du inte göra alla punkter, utan du märker ändå omedelbara resultat. De två första är de viktigaste och kan sätta stopp för de flesta konflikter omedelbart. De två sista punkterna är dock lika viktiga när det gäller att minska din egen stress.

KAPITEL 5 – ATT ÄNDRA PÅ OMSTÄNDIGHETERNA I DIN NÄRMILJÖ SOM STRESSAR DIG, ELLER PÅ DIN ATTITYD TILL DEM

Precis som med människor som stressar dig kan du välja mellan att ändra på de omständigheter i din närmiljö som du upplever stressar dig, eller ändra din attityd till dem. Och i vissa fall har du inte ens ett val, eftersom man inte kan förändra allting. Här vill jag passa på att återge ett klokt råd – faktiskt ett av de klokaste råd jag läst – i form av en gammal bön skriven av den amerikanske teologen Reinhold Niebuhr: *Gud, giv mig styrka att acceptera det jag inte kan förändra, mod att förändra det jag faktiskt kan förändra, och vishet att förstå skillnaden mellan dessa två ting.*

Läs gärna den meningen flera gånger. Det är helt meningslöst att stressa upp sig över omständigheter man inte kan förändra. Lägg istället din tid och energi på det du faktisk kan förändra.

Nu ska jag gå in lite mer specifikt på några vanliga yttre omständigheter som stressar många.

1. Ekonomin

Brist på pengar är tveklöst en stor källa till stress för många, även i ett i-land som Sverige. Rent krasst har du två val.

Antingen ökar du din inkomst på något lämpligt sätt, eller minskar du dina utgifter. Du kan göra en budget. Kortfattat går det till så här: Gör en lista över dina utgifter och dela sedan in dem i nödvändiga utgifter och icke nödvändiga utgifter. Fråga dig ärligt om varje utgift är något du faktiskt behöver och inte klarar dig utan (= nödvändig utgift) eller bara något du vill ha (= icke nödvändig utgift). Sedan skär du ner på de icke nödvändiga tills dina utgifter understiger dina inkomster. Så enkelt är det egentligen att göra en budget. Inte så kul kanske, men förmodligen ändå ett bättre alternativ än att känna ständig ekonomisk stress. Du kan ibland få hjälp av kommunen att göra en privatbudget. Håller inte din budget finns det ofta hjälp att få från kommunen i form av ekonomiska bidrag, skuldsanering, etcetera. Det finns också olika privata fonder man kan ansöka om pengar från.

2. Tidsbrist

Tidsbrist, eller i varje fall en *upplevd* tidsbrist, är också en stor källa till stress. Att känna att klockan tickar och man inte hinner med alla "måsten" kopplar som du nu vet in hjärnans "stressläge" och plötsligt befinner du dig i vad hjärnan tolkar som livsfara. Därför gäller det att planera din dag efter 24 timmar, inte 30 eller 40. Din kropp och hjärna måste få vila regelbundet, annars sliter du ut dig i förväg, och vem ska då göra allt? Hinner du inte med allt du måste göra, börja då med att titta ärligt och krasst på alla måsten och sortera bort det som egentligen inte är måsten utan bara "vill" eller "bör". Hinner du ändå inte med allt får du be om hjälp, antingen av din familj och dina vänner, eller får du betala för hjälp med exempelvis städning, barnpassning eller att veckohandla. Ja det kan kosta en slant, men att vara sjukskriven på grund av utmattning eller utbrändhet kostar också.

3. Organisering av din omgivning

Att ha rörigt omkring sig i sitt hem eller på sin arbetsplats kan verkligen stressa. Nu är det förvisso så att alla inte påverkas lika mycket av det – och en del verkar till och med trivas bäst om det är lite rörigt omkring dem – men de flesta behöver ändå en viss grad av ordning omkring sig, inte minst för att hitta det de behöver utan att behöva rota igenom allting först.

Ett bra sätt att åstadkomma denna ordning är att se till att alla föremål har sin bestämda plats när de inte används, och att alla föremål läggs tillbaka på plats efteråt. Då hittar du, och andra eventuella personer som använder samma föremål, alltid det du söker efter. De saker som används oftast bör naturligtvis vara lättast för alla att komma åt, det vill säga inte för högt upp eller för långt bort.

Papper och dokument kan växa till en oöverskådlig och väldigt stressande hög om du inte har ett system. Det enklaste är att använda ett pärmsystem med register och dagligen sortera undan alla eventuella papper. Då får du snabbt och enkelt undanröjt papper som annars kanske bara ligger framme inom synhåll och stressar dig. Dessutom går det snabbt och enkelt att hitta bland papperna.

Ibland kan det uppstå mer eller mindre kaos, trots att du gör vad du kan för att undvika det. Det kanske är en massa saker du måste göra samtidigt, eller flera personer som alla ber dig om en tjänst samtidigt. Rent logiskt kan du ju inte göra alla sakerna samtidigt, men du kan inte heller sätta dig ner i apati och strunta i allting. Det bästa här är att helt enkelt välja ut EN sak ur mängden, antingen på måfå eller – om du har sinnesnärvaro till det – genom att rationellt välja ut det mest brådskande. Genom att medvetet blockera allt annat än just den enda saken förhindrar du att din hjärna blir överväldigad eller apatisk, och får gjort i alla fall en sak. Sedan kan du ta nästa. Detsamma gäller om flera personer vill ha din hjälp samtidigt. Då väljer du ut EN av dem (återigen antingen på måfå eller genom att välja ut det som verkar mest brådskande), frågar vad han/hon vill, och fokuserar sedan bara på den personen. De andra får då gott vänta tills du är klar med den första personen. (Är det en situation på din arbetsplats får du kanske låta din chef avgöra vilken uppgift du ska ta dig an först.)

4. Ha balans mellan måsten och nöjen

En orsak till stress kan vara att du har en obalans mellan sådant du "måste" göra och sådant du *tycker om* att göra. Lägger du för mycket tid på "måsten" – det vill säga dina mer eller mindre frivilligt påtagna uppgifter och plikter som exempelvis att sköta ditt jobb, ta hand om din familj, städa, handla, laga mat, tvätta och hälsa på föräldrar – i förhållande till att göra det som du verkligen tycker om och som gör dig glad, som fritidsintressen, kommer du att känna dig otillfredsställd och kanske bitter över livet. Om du å andra sidan försummar dina måsten och istället lägger för mycket tid på dina intressen kommer det kanske på kort sikt att få dig att känna dig bra men på längre sikt kommer dina måsten att studsa tillbaka på dig i form av en missnöjd chef eller make/maka och barn, misskött ekonomi etcetera.

Se alltså till att ha balans här. Du vet att du har balans när du inte ligger efter med måsten, men samtidigt mår bra och känner att du också har tid ägna dig åt dina intressen och sådant som gör dig glad och lycklig. Ett knep att åstadkomma detta är att varje dag göra något som är viktigt för dig eller som är brådskande, och något du tycker om att göra.

5. Ha balans i ditt fokus

Fokusera på att förbättra delar av ditt liv som du faktiskt *kan* kontrollera och/eller förbättra. Om exempelvis din relation är dålig och du känner att du i alla fall för tillfället saknar makt eller förmåga att påverka relationen positivt, är det bättre att fokusera på något konstruktivt – något som du faktiskt kan påverka i en positivt riktning. Du kanske kan bygga färdigt den där trappan du planerat så länge, eller rensa ut i din dator eller sortera din myntsamling. Det finns säkert hundratals saker eller projekt du kan jobba på istället för att stressa upp dig över någonting du ändå känner att du inte kan lösa eller förbättra för tillfället. Märk väl att jag inte menar att du ska ignorera det som behöver lösas. Jag menar att du inte bör lägga alltför mycket tid att tänka på något du inte kan lösa för tillfället, för då stressar du upp dig helt.

6. Avsluta påbörjade projekt

I det föregående stycket förklarade jag att det kan vara en god idé att påbörja ett projekt för att skifta sitt fokus till något konstruktivt. Du bör dock inte samla på dig för många projekt som aldrig blir klara; att ha många påbörjade men oavslutade projekt runt omkring sig i livet är stressande för de flesta. Somliga använder dock paradoxalt nog projekt för att *minska* stressen: De påbörjar hela tiden nya projekt i ett desperat försök att fly undan saker i deras liv som stressar dem – exempelvis mannen som jobbar över varje kväll för att slippa komma hem till sin fru och reda ut äktenskapet – och det är ett väldigt osunt förhållningssätt till projekt.

Mitt råd är alltså att du gör klart projekt i högre hastighet än du påbörjar dem – eller i varje fall i samma hastighet om du känner att du har ett lagom antal projekt på gång.

Om du har problem att avsluta ett visst projekt, fråga dig då om du verkligen *vill* avsluta det. Kanske dina prioriteringar eller behov har ändrats sedan du påbörjade det? Att avbryta ett projekt är nämligen också ett sätt att avsluta det.

Till sist, tänk på att ett litet steg varje dag för dig ett litet steg närmare ditt mål. När det gäller dina viktigaste projekt eller mål rekommenderar jag därför att du delar upp det i flera delmål så att du tydligt kan se att du faktiskt fortskrider även om du bara tar små steg, och att du belönar dig själv på något sätt när du nått ett delmål. Det är bättre att ta ett litet steg varje dag än att inte ta något steg alls. Tar du ett litet steg varje dag, eller i varje fall nästan varje dag, kommer du till slut att nå ditt mål. Tar du inga steg alls, kanske för att du tycker att små steg knappt är lönt, kommer du inte att nå ditt mål. Så enkelt är det.

7. Sömn och näring

Sömn, näring och stress är intimt sammankopplade med varandra, på flera olika sätt. Får du inte tillräckligt med sömn eller näring så orkar inte kroppen med att utföra allt du vill få gjort. Samtidigt är det så att om du stressar så ökar kroppens behov av näring och sömn. Stress kan dessutom leda till att du kan få svårare att varva ner innan läggdags och du kan få insomningsproblem.

Vad som är "tillräckligt" med sömn är väldigt individuellt. En del klarar sig på 6 timmar per natt medan andra behöver 8-9 timmar. Men det är inte bara antalet timmar som räknas, utan även när på dygnet man sover och hur djup sömnen är. De flesta sömnexperter är eniga om att man bör lägga sig "i tid" vilket brukar betyda senast klockan 22-23. Att sova mellan klockan 2 på natten och 9 på morgonen ger visserligen 7 timmars sömn, men kroppen och hjärnan är inställd på att reparera olika aspekter av kroppen och nervsystemet vid olika tidpunkter, och att ofta lägga sig väldigt sent kan hindra dessa reparationsprocesser. Dessutom finns det olika former av sömn. De flesta reparationsprocesser sker i djup sömn, men när vi drömmer befinner vi oss i så kallad REM-sömn. Båda typerna av sömn är viktiga, men om en person tenderar att sova för få timmar har hjärnan en tendens att minska antalet REM-timmar till förmån för en djupare sömn, vilket antyder att den djupare sömnen är viktigast och att hjärnan prioriterar vår rent fysiska överlevnad framför vårt känslomässiga välmående. Då kan man kanske dra slutsatsen att för lite sömn i längden kan påverka vår mentala och känslomässiga hälsa negativt.

När det gäller näring råder det, precis som med det mesta annat, delade meningar om vad som är "nyttig" mat. Det sista jag vill är att ge mig in i den infekterade näringsdebatten. Det räcker med att konstatera att vid stress tenderar folk att antingen äta nästan ingenting alls, eller överäta skräpmat. De som nästan inte äter någonting alls när de stressar styrs i större eller mindre grad av hjärnans tendens att beordra kroppen att stå blick stilla vid fara. (Som du minns från kapitel 1 var detta en av hjärnans tre möjliga reaktioner vid upplevd fara – slåss, fly eller stå blick stilla.) I kombination med att hjärnan sätter en låg prioritet på hunger och matsmältning vid stress är det inte konstigt att vissa knappt äter alls. De som å andra sidan överäter skräpmat ("stress-äter") styrs i större eller mindre grad av den tidigare nämnda dopamineffekten i samband med socker och fet mat (se kapitel 2). Det du bör tänka på, eller kanske till och med tvinga dig själv till, är alltså att äta lagom mycket och att det du stoppar i dig är nyttigt, framför allt inte för sött eller fett. I stressammanhang brukar också nämnas antioxidanter, så nyttiga grönsaker med starka färger är bra, samt även nyttiga fetter, frukter och att dricka tillräckligt med vatten.

KAPITEL 6 – ATT ÄNDRA DITT SÄTT ATT TÄNKA SÅ ATT DU INTE STRESSAS AV DINA EGNA TANKAR

Att ditt sätt att tänka kan skapa stress är säkert de allra flesta helt medvetna om. Men exakt vilken typ av tänkande det är som skapar stress kan vara lite svårare att greppa, och inte minst vad man kan göra åt det.

De flesta vet att negativt tänkande i allmänhet inte är bra och att det ofta kan skapa stress. Dina tankar styr dina känslor, som i sin tur styr dina handlingar, som i sin tur styr vad som sker i ditt liv. Och omvänt, vad som sker i ditt liv påverkar återigen dina tankar, så det blir antingen en positiv eller negativ spiral. Självkritiska tankar skapar också definitivt stress, och att du är din egen värsta fiende och din egen bästa vän framgår knappast tydligare än när det gäller hur vi tänker om oss själva. Jag kommer dock inte att ta upp mer om just negativt tänkande i denna bok, av den enkla anledningen att jag redan skrivit en hel bok om just det: *Tänk dig lycklig - Vad alla borde veta om positivt tänkande och attraktionslagen.* Vet du med dig att du har en tendens att tänka negativt rekommenderar jag dig därför att läsa den boken.

I detta kapitel kommer jag istället att ta upp ett antal andra aspekter av tänkande som lätt leder till stress, till exempel de krav du ställer på dig själv. Det luriga med dessa stressande tankesätt är att de ofta ligger på det omedvetna planet. Var därför öppen när du läser det här kapitlet och fråga dig själv om du känner igen dig i rubriken. Du tjänar inget på att försöka dölja något för dig själv.

1. Pressa inte dig själv för hårt

Stressande tankar kan ofta ha sin grund i dina egna krav på dig själv. Det är inget fel med att ha högt ställda krav på dig själv och högt satta mål i livet – men kraven och målen måste vara realistiska och anpassade till dina förutsättningar, och inte minst till din personliga stresstålighet så att du inte pressar dig själv för hårt.

Har du stora mål som du känner att du vill nå bör du dela upp målet i mindre delmål som du lätt kan nå. Med steg som är för stora kan du bli överväldigad snarare än motiverad. Det är bättre att ta ett litet men välplanerat steg varje dag, än att planera stora steg men inte få gjort något alls. Det ger en känsla av framåtskridande, vilket leder till glädje istället för stress.

Känner du att dina mål i livet skapar för mycket stress för dig bör du rannsaka dina behov; sätta dem mot varandra och prioritera vad som är viktigast för dig i livet. Om till exempel en viss verksamhet genererar pengar för dig men du samtidigt känner dig väldigt stressad för du får väldigt lite fritid, ja då bör du fundera på vad som är viktigast för dig: Extrapengarna eller din fritid.

Det är också stor skillnad på att *vilja ha* något och att *behöva* något. De flestas drömliv är säkerligen relativt snarlika (bra jobb, bra partner, snälla och lyckliga och friska barn, fint hus, bra vänner, bra arbetskamrater, roliga utomlandsresor, fin bil, etcetera) men hur många procent av alla tror du lever ett sådant liv... egentligen? Att vilja ha det "perfekta" livet med en mängd materiella ting kan skapa stor stress eftersom du behöver en hel del pengar till det. Det du *verkligen behöver* är att täcka dina grundläggande behov, som hälsa, lycka, vinna kunskap, känna trygghet, frihet och inre frid, ha möjlighet att utvecklas, känna samhörighet, entusiasm, passion, känna dig värdefull och uppskattad, etcetera. Pengar och materiella ting är egentligen bara medel att kunna uppnå dessa känslor.

Till sist, tänk på att det är okej att göra misstag då och då. Ingen är perfekt. Var inte för sträng mot dig själv. Lär dig av misstaget, och släpp sedan dina tankar på det.

2. Krav och förväntningar

Förra stycket handlade om dina egna krav på dig själv. Men andras krav och förväntningar på dig och dina egna krav på andra kan också skapa stress för dig.

När det gäller andras krav och förväntningar på dig finns det en viktig aspekt vi bör analysera: Krav och förväntningar är snarlika, men krav är starkare än förväntningar på så sätt att de normalt inte är förhandlingsbara. Men det viktiga här är inte ordens exakta betydelse utan hur du *uppfattar* krav och förväntningar från andra. "Andras krav och förväntningar på dig" bör alltså egentligen läsas "Vad du *upplever* att andra har för krav och förväntningar på dig". För det är just hur du *upplever* det hela som skapar stressen hos dig.

Hur du uppfattar andras krav och förväntningar på dig är alltså av stor betydelse för hur pass stressad du känner dig. Om du tror att omgivningens krav och förväntningar är lägre än vad de egentligen är känner du mindre stress än vad du hade gjort om du hade en korrekt uppfattning om det hela. Och omvänt: Om du tror att omgivningens krav och förväntningar är högre än vad de egentligen är känner du mer stress än vad du hade gjort om du hade en korrekt uppfattning om det hela – vilket naturligtvis är av största vikt i detta sammanhang. Du bör alltså rannsaka vad du tror att omgivningen har för krav och förväntningar på dig, så att du inte feltolkar dem och känner dig mer stressad än nödvändigt. Skulle det ändå visa sig att någon eller några har högre ställda krav och förväntningar på dig än vad du känner att du klarar av är det kanske dags att förhandla om det – eller helt enkelt säga nej om möjligt. Det är ju faktiskt din hälsa som står på spel.

Känner du ändå att det är svårt att säga nej? Känner du att du måste göra alla till lags? Att vilja göra alla till lags är ett säkert sätt att skapa ständig stress för dig själv. Men hur kommer det sig att vissa känner detta behov att göra alla till lags hela tiden? Känslighet för kritik är direkt relaterat till detta behov av acceptans. Jag skrev om detta samband i min förra bok Idioten på jobbet, i bonuskapitel 2 Att handskas med kritik: Ända sedan människan slog sig samman i grupper har deras överlevnad varit beroende av att varje enskild individ betett sig "korrekt". Om någon i gruppen inte följde gruppens regler – om de till exempel råkade somna när de hade som uppgift att hålla utkik efter faror, förstörde mat genom att förvara det på fel sätt, eller inte höll sig absolut tyst om ett stort rovdjur närmade sig gruppen – ja, då försatte de faktiskt hela gruppen i fara. Som en följd därav riskerar de att stötas bort av gruppen; och utan stöd från gruppen dog man vanligtvis relativt snabbt av en av de många faror som en ensam människa var utsatt för på den tiden. I vårt moderna samhälle används kritik oftast i två helt andra sammanhang: På jobbet och i romantiska relationer. Skälet till att kritik på jobbet eller i en relation kan kännas på en så djup nivå är att hjärnan och ditt undermedvetna fortfarande ser på det hela ur ren överlevnadsaspekt – ekonomisk överlevnad (jobbet) och fortplantning (romantisk relation). Ditt undermedvetna betraktar fortfarande både dina arbetskollegor och din eventuella familj som "din grupp"; och ditt undermedvetna betraktar fortfarande "gruppacceptans" som ditt enda sätt att överleva. Ditt undermedvetna sätter alltså ett likhetstecken mellan kritik och risk att uteslutas ur gruppen – vilket ju innebär en nära förestående död för din del. Och inget är mer skrämmande för ditt undermedvetna än döden!

Om du känner att du har en tendens att vara alla till lags är det alltså av största vikt att du analyserar dig själv och förstår de psykologiska mekanismerna bakom det hela. Känner du en press att utföra en massa saker som du knappt hinner med, fråga dig då om det är för din egen skull eller för någon annans. Folk kommer inte att lämna dig eller överge dig bara för att du inte ställer upp på precis allt som alla ber dig om. (Skulle de göra det är personen kanske inte värd att ha dig som vän.)

När det gäller dina egna krav på andra kan det också skapa stress, exempelvis i form av ständiga besvikelser för dig. Blir du konstant besviken på någon bör du alltså fundera på om det är de som bör förändra sig, eller om det är du som bör sänka dina egna krav och förväntningar på dem. Bara du själv kan veta skillnaden här eftersom det är dina känslor det gäller. Anser du att dina krav och förväntningar på personen är helt normala bör du kanske fundera på om du ska dra ner på tiden som du umgås med personen.

3. Jämför inte dig eller dina förmågor eller tillgångar med andra

Ett bra sätt att jämföra sig med andra på är att välja ut någon som man skulle vilja efterlikna – någon som uppnått något man själv skulle vilja uppnå – och sedan låta sig inspireras av den personen. Fel sätt att jämföra sig med andra på är att *avundas* någon. Det leder ofelbart till stress. I min andra bok *Tänk dig lycklig - Vad alla borde veta om positivt tänkande och attraktionslagen* skriver jag om avundsjuka: Avundsjuka grundar sig på tanken att andra egentligen inte förtjänar det de har – att det bara handlar om tur eller att de har vunnit eller ärvt pengar eller kanske använt sig av olagliga eller omoraliska metoder – och att du själv istället borde ha det de har. Men egentligen är det ologiskt att vara avundsjuk på någon. Såvida man inte känner personen väldigt väl kan man ju aldrig veta vad någon har gjort för att få det de har eller nå dit de är. De kanske har fått kämpa hårt för det och tagit ekonomiska eller personliga risker som de flesta inte vore villiga att ta.

Dessutom är det så att i princip alla har dolda saker i sitt liv som grumlar deras lycka. Ta som exempel någon som är stenrik. Rika personer drar lätt till sig avundsjuka. Men även om en person är rik så betyder inte det att han eller hon är lycklig på alla sätt och vis. De kan ha problem i familjen, problem att hitta en livskamrat, hälsoproblem eller helt enkelt sakna en högre mening i livet. Tänk alltså på att det egentligen bara är en eller några få aspekter av någon persons liv du är avundsjuk på. Hade du verkligen velat BLI den personen, med allt vad det innebär? Med deras utseende, kropp, hälsa, ålder, make/maka, barn, vänner, intressen, tankesätt och åsikter? Det vore ju som att byta ut hela din själ, hela ditt innersta väsen, den du är.

Ser du på det hela på det sättet har avundsjuka en tendens att tunnas ut, och stressen avtar mer eller mindre. Inom NLP (neurolingvistisk programmering) kallas detta för omramning (engelskans "re-framing"), det vill säga man väljer att se något ur ett nytt sammanhang, ett nytt perspektiv. Man "byter ram" till de inre bilderna man har.

4. Låt dig inte stressas av problem

Problem av olika slag kan naturligtvis skapa stress. När det gäller problem finns det två aspekter vi måste vara medvetna om för att vi inte ska dras ner i en stressande negativ spiral.

Den första aspekten är rent praktisk. Går problemet att lösa eller ej? Detta låter väldigt enkelt, och det är det egentligen också. Eller rättare sagt det borde vara såpass enkelt. Fundera över hur mycket tid folk lägger på att fokusera på problem som de egentligen inte kan lösa. Det kan röra sig om att de vill att andra ska bete sig eller tänka på ett visst sätt, eller handla om yttre omständigheter de inte kan påverka, som vädret eller världsläget.

I kapitel 5, i samband med omständigheter i din närmiljö som du upplever stressar dig, nämnde jag den amerikanske teologen Reinhold Niebuhrs kloka bön *"Gud, giv mig styrka att acceptera det jag inte kan förändra, mod att förändra det jag faktiskt kan förändra, och vishet att förstå skillnaden mellan dessa två ting."* Detta är väldigt kloka ord och tål att upprepas här. Det är stor skillnad på att lösa problem och att älta tankar som skapar stress. Du måste ha helt klart för dig vilken av dessa två kategorier som ditt problem tillhör och bara lägga tid och energi på att förändra det du verkligen kan förändra. Och man måste oftast börja med sig själv, sina inre tankar, känslor och åsikter.

Den andra aspekten är själva ordet problem, som kan påverka hur vi mår. "Problemet" med ordet problem ligger i känslan som de flesta får när de tänker på, uttalar eller hör ordet problem. Det associeras med något negativt – något jobbigt eller till och med oövervinnligt. Om du istället använder ordet "utmaning" så skiftas associationerna till något mer hanterbart – något som faktiskt kan tolkas som positivt och spännande, det vill säga icke stressande.

Har du ett problem som du kan göra något åt, får du även här vara noga med att gripa dig an det på ett sätt som inte stressar dig i onödan. Detta är speciellt viktigt om problemet är av en sådan magnitud att det nästan känns oövervinnligt. Det gör du genom att först analysera problemet (att veta exakt vad problemet är, är halva lösningen), fundera ut hur problemet ska lösas och sedan dela in lösningen i flera steg. Om det är ett stort problem finns det troligtvis flera olika aspekter av problemet. Då kan du börja nysta där, och skriva ner de olika aspekterna. När du sedan börjar ta dig an problemet kan du börja med den aspekt som du upplever som lättast att lösa.

En annan sak du kan göra är att be om hjälp med problemet. Ensam är inte alltid stark. Du kan be om hjälp med att analysera och dela upp det i steg, eller med att lösa det. Ett annat sätt är att googla på problemet. Tänk bara på att kolla olika källor, för vem som helst kan i princip skriva och påstå vad som helst på internet (ofta i all välmening).

5. Fokusera på här och nu

När man stressar kan det bero på att man är upphängd på något som hänt i det förflutna, eller att man oroar sig för att något negativt ska hända i framtiden. Jämfört med andra arter på Jorden har vi människor en tendens att stressa upp oss helt i onödan genom att just älta det förflutna eller bekymra oss för framtiden. Så om du tänker på något som stressar dig, fråga dig själv om det verkligen handlar om något som sker här och nu. För grubblar du över något negativt som hänt – och känner ilska, ånger, skam, skuld eller någon annan negativ känsla –

eller över något som du är rädd *ska* hända, så bör du istället göra precis som rubriken säger: Fokusera på *här och nu* på någonting positivt, eller i varje fall på någonting neutralt som inte stressar dig. Då slappnar hjärnan av och stressen du upplever har därmed en tendens att försvinna. Ju bättre du är på att styra ditt fokus desto enklare blir det för din hjärna att slappna av.

6. Stanna upp och tänk logiskt

Stress kan i många fall bero på att du låter dig stressas av en specifik tanke eller idé du har om någonting. Har den väl fått fäste är det lätt hänt att du dras iväg av negativa känslor, med ständig stress som följd. Då bör du stanna upp och tänka logiskt. Se nyktert, logiskt och rationellt på tanken. Ta en titt på tanken och fråga dig själv, är det rimligt? Vad säger ditt sunda förnuft? Varför tror du att det är sant? Har du dåliga erfarenheter som gjort dig negativ? Finns det någon statistik om just det? Förstorar du upp del hela? Om du exempelvis anser att "i min ålder finns det noll chans att....", kolla då istället fakta. Finns det statistik? Är det verkligen så att absolut ingen i din ålder klarar av det? Eller hindrar du dig själv av någon anledning? Kanske är du innerst inne rädd eller osäker? Om du synar dina tankar i sömmarna på detta sätt kan det mycket väl vara så att du märker att tankarna var överdrivet pessimistiska eller ologiska eller att de saknade grund.

7. Skriv ner det du måste komma ihåg

Under dagen uppstår det ofta situationer där vi måste komma ihåg att göra något; antingen genom att någon ber oss eller påminner oss, eller att vi själva kommer på något som måste göras. Du kan visserligen välja att försöka komma ihåg det, men förutom risken att du glömmer göra något viktigt så skapar det faktiskt i viss mån stress för hjärnan, speciellt om det är flera saker. Nu är det naturligtvis så att vissa är bättre på att minnas än andra, men hjärnan gör det du ber den om. Om du ber den att minnas något kanske den gör det, men bombarderar du den med fler och fler saker som den ska minnas och som "måste" göras senare, skapas lätt stress i hjärnan. Blir det för många saker för hjärnan att komma ihåg och du känner dig stressad av det uppfattar hjärnan det, som sagt, som att en fara föreligger.

Lösningen är att på något sätt som passar dig *skriva ner* eller *anteckna* det som måste göras. Det kan vara en gammal hederlig papperslapp, eller elektroniskt på din mobil eller vad du nu väljer. Det viktiga är att du antecknar det. På så sätt avlastar du hjärnan. En annan positiv effekt av detta är att du istället frigör hjärnans kapacitet till andra saker, som att komma på lösningar eller kreativa idéer. (Nu finns det förstås personer som helt enkelt tycker om att träna hjärnan att minnas saker, och det står dem naturligtvis fritt att göra så.)

8. Sorg

Befinner du dig i en känslomässigt svår situation där du mist någon som stod dig nära, genom dödsfall eller skilsmässa, så kan stressen kännas extra starkt just för att det kan kännas tröstlöst. Att inte längre ha någon viss person i ditt liv, eller inte längre ha personen så nära som du varit van vid eller önskar ha, kan kännas som att gå i en mörk tunnel utan slut.

Då kan det hjälpa att känna till att hjärnan normalt till slut anpassar sig till den nya situationen. Du vänjer dig med andra ord, mer eller mindre. Det låter kanske krasst, men de allra flesta människor går ju trots allt igenom känslomässig stress av detta slag åtminstone någon gång i sitt liv. Och *går igenom* betyder att de *passerar* stadiet och mer eller mindre återgår till det normala. Rent logisk och statistiskt vet du att detta är sant. Människohjärnan är alltså av nödvändighet rustad för att klara av det, genom anpassning (det kallas i vetenskapliga termer för hjärnans "plasticitet").

I början kan det dock kännas som att man hela tiden, även i drömmarna, tänker på personen. Efter en tid kommer dock ögonblick när man inte tänker på dem. Sedan blir ögonblicken till stunder. Sedan till timmar. Sedan kan det gå en hel dag utan att man tänker på det. Sedan två dagar eller kanske till och med en hel vecka. Det betyder inte att man glömt bort någon speciell person. Det betyder att livet helt enkelt går vidare, trots allt. Kort och gott, det går över – och i människans hela moderna historia har dessa tre ord "det går över" med största sannolikhet tröstat oräkneliga människors hjärtan i alla kulturer.

9. "Stressfyllda kvarten"

Vissa personer kan hysa ett djupt rotat psykologiskt behov av att tänka och fundera på något som egentligen stressar dem, och klarar helt enkelt inte av att helt utesluta detta – de kan till och med må dåligt om de helt försöker utesluta det. Då kanske den bästa lösningen inte är att till varje pris fösa bort alla stressande tankar dygnet runt, utan att tillåta hjärnan att få utlopp för dem istället, men under ordnade och begränsade former. Detta blir då som en slags ventil som tillåter dig att få utlopp för exempelvis sorg eller ilska utan att det helt tar över din dag. Det kan gå till på så sätt att du avsätter en liten stund varje dag, exempelvis mellan klockan 17.00 och 17.15, då du kan tänka hur mycket du vill på det som stressar dig känslomässigt. Ett råd är att i så fall inte göra det för sent på kvällen eftersom det kan påverka nattsömnen negativt.

KAPITEL 7 – SJÄLVANALYS OCH SJÄLVINSIKT

Innan vi går in på olika metoder att slappna av kan det vara bra att bli medveten om exakt vad det är som stressar dig i livet, och sedan lära dig känna igen när du börjar bli stressad. Detta kallas kognitiva metoder, det vill säga metoder som bygger på insikter om sina egna reaktioner och vad det är som utlöser dem.

Stress utlöses av stressfaktorer. Dessa faktorer skiljer sig från person till person. Vissa faktorer är man medveten om, men det finns nästan alltid faktorer man inte är medveten om. De faktorer som du vet med dig är stressande för dig kan du skriva ner på ett papper eller i en datafil. Men det viktigaste är att bli medveten om de faktorer du inte är medveten om – annars kan du ju inte göra någonting åt det.

Och hur bär man sig då åt för att bli medveten om något man inte är medveten om? Ett sätt är att lyssna inåt. Sitt eller ligg ner i lugn och ro, blunda och ställ dig sedan en tyst fråga, "Vad är det som stressar mig?" Den frågan går då in i ditt undermedvetna. Om du nu stillar dina tankar och lyssnar inåt kommer du att få till dig ord, begrepp, bilder eller intryck som ger dig svar på din fråga. Det kanske inte kommer på en gång, speciellt om du inte är van att stilla dina tankar, men ge det tid bara. Så fort du kommer på något som stressar dig så skriv ner det. Sedan kan du fortsätta blunda och lyssna inåt. Svar kan komma även när du är mitt uppe i en aktivitet, inte bara när du är lugn. Det kan också hända att du mitt uppe i en stressande situation blir medveten om något som stressar dig – en stressfaktor som du inte tidigare varit medveten om. I vilket fall som helst kommer du till slut att ha en lista över allt eller i alla fall det mesta som stressar dig. Nu kan du börja sortera i den och se vilka saker som stressar dig mest, och börja med dem om du vill. Känns det jobbigt kan du istället börja med något som känns lättare att hantera. Ta det i den takt du klarar av.

En annan aspekt av självanalys är att du lär dig att känna igen dina fysiska och emotionella symptom på stress. Det yttrar sig lite olika hos olika personer, men man kan lugnt säga att man är inte sitt bästa jag i dessa stunder. En del blir nervösa och stirriga (den klassiska flykt-responsen), andra mer irriterade och ilskna och kanske säger eller gör något de senare ångrar (slåss-responsen). Vanliga fysiska symptom är då snabbare puls, skakningar, förändrat ansiktsuttryck och kroppsspråk, etcetera. Att dra sig inåt och dra sig undan och undvika folk är ett symptom på stress som många missar, men det är faktiskt den tredje stress-responsen, att stå blick stilla, vilket du också bör vara uppmärksam på. De flesta vet nog med sig hur det känns att vara "för stressad" och man bör vara på sin vakt genom att vara självmedveten och observera sig själv. Det är inte det lättaste alltid, men som med det mesta går det att träna upp med målmedvetenhet och ihärdighet.

Du kan också göra en stress-självanalys med avseende på dina psykologiska och känslomässiga behov. Vad har du för behov som inte blir tillgodosedda? Exempel på normala mänskliga behov är trygghet, frihet, möjligheter att utvecklas på olika sätt, inre frid, samhörighet, entusiasm/passion och egenvärde. (Jag går in lite mer på grundläggande behov i *1. Pressa inte dig själv för hårt* i kapitel 6.) Det finns också andra behov där det skiljer sig åt från person till person, exempelvis behovet av spänning kontra trygghet. En del har stort behov av trygghet i exempelvis en relation, medan andra mest behöver spänning. Fundera på vilka behov du har i detta avseende.

KAPITEL 8 – FÖREBYGG STRESS GENOM SCHEMALAGD AVSLAPPNING

Att förebygga stress är A och O. Det hjälper inte att varva ner lite då och då om ditt liv är oorganiserat och fullt av situationer som skapar ständig stress för dig. Det är som att kranen i badrummet droppar och du bara torkar upp dropparna istället för att vrida åt kranen ordentligt eller laga den.

En mycket viktig åtgärd när det gäller att minska stress är därför att bestämma dig för att schemalägga avslappning. Tyvärr är det ofta så att de som stressar mest och egentligen har störst behov att varva ner är just de som har allra svårast att planera in regelbundna stunder av avslappning. "Ja men jag hinner inte" är ett av de vanligaste svaren jag får från stressade människor när jag i all vänlighet föreslår att de borde slappna av mer. Vad deras svar beror på vet bara de själva, men att deras hjärnor är ständigt stressade är lätt att räkna ut.

Det bästa sättet att schemalägga avslappning är att planera in både kortsiktiga och långsiktiga stunder av avslappning. Jag utgår från fem olika former:

1. "Akut-avslappning"

2. Daglig avslappning

3. Veckosluts-avslappning

4. Månatlig avslappning

5. Årlig avslappning

Nummer ett och speciellt nummer två är viktigast. Stressar du alla dina arbetsdagar utan att slappna av effektivt varje dag räcker det inte med att "varva ner" på helgen, eller ännu värre, vänta till semestern för att koppla av. Som du läste i kapitel 2 tar kroppen nämligen stryk av stress.

När du läser igenom de olika sätten att slappna av i de kommande kapitlen (9-12) kommer du att märka att de olika metoderna passar dig bäst i ett av dessa fem sätt. Det vill säga kanske exempelvis bastubad passar dig bäst en gång i månaden; eller kanske du behöver eller vill basta varje vecka eller till och med varje dag; eller vill du kanske inte basta alls eller kanske till och med finner blotta tanken på att basta stressande. Gör alltså anteckningar efter hand som du läser igenom boken och gör en lista där du placerar de metoder du gillar under en av fem rubriker (1-5). Sedan kan du snabbt välja och vraka bland dina metoder närhelst du behöver slappna av.

Nummer 1 - "Akut-avslappning". Med detta menas snabbmetoder eller "kvick-fix" som du kan ta till så fort du känner dig för stressad. En förutsättning för att du ska kunna ta till denna kvick-fix är att du lärt dig att snabbt känna igen dina fysiska och emotionella symptom på stress (se kapitel 7). Det kan också vara en god idé att komma överens med sina närmaste (familjen, de närmaste arbetskollegorna) att man hjälper till att hålla "stress-koll" på varandra. Det bidrar inte bara till bättre hälsa för alla, utan även till förbättrade relationer både i hemmet och på jobbet. Många eller till och med de flesta av metoderna i kapitel 11 kan användas som just kvick-fix-metoder.

Nummer 2 – Daglig avslappning. Normalt får vi vår dagliga avslappning under vår nattsömn. Under den repareras och återställs normalt kroppen och nervsystemet. Problemet är att nattsömnen ofta inte är tillräcklig för att städa undan all stress som ansamlats under dagen. Det räcker att se dig omkring och observera folk på morgonen och förmiddagen. Har alla verkat börja på helt ny "kula"? Eller är det så att de fortfarande verkar ha kvar stress sedan gårdagen eller ännu tidigare i livet? Vårt liv här i Väst ser väldigt annorlunda ut jämfört med hur det såg ut för hundra år sedan, för att inte tala om för tusentals år sedan och ännu längre tillbaka i tiden. Vår hjärna har inte hunnit med att anpassa sig till dessa nya omständigheter. Sömnen är tämligen bra på att läka oss rent fysiskt, men när det gäller mental stress och känslomässigt läkande ligger den efter. Se bara på mängden antidepressiva läkemedel, sömntabletter och annan liknande medicin som skrivs ut. Daglig avslappning utöver nattvila är därför av största vikt när det gäller stresshantering. En lämplig tidpunkt för denna avslappning är direkt efter jobbet (eller efter dina dagliga aktiviteter, vad de nu än är).

Nummer 3 – Veckosluts-avslappning. Att ha en vilodag i slutet av veckan är en av världens äldsta idéer. Till och med i bibeln står det att Gud vilade på den sjunde dagen. I början var det mest av religiösa skäl som den svenska kyrkan/staten i princip beordrade en vilodag på söndagen. (Denna "vilodag" inleddes dock med att de hårt arbetande bönderna – ibland sovandes i kyrkbänkarna! – skulle få insupa bibelns ord, samt faktiskt även de nationella och internationella nyheterna, under flera timmar av en tämligen utvilad präst.) Det är först på senare tid som även lördagen blev en dag som normalt var fri både från arbete och skola, och ordet "helg" blev en tvådagars minisemester för gemene man i slutet av varje vecka. Tag till vara på denna minisemester. Visserligen skulle nog inte alla kalla sina helger en semester – exempelvis småbarnsföräldrar och egenföretagare – men de flesta i Sverige slipper ändå formellt sett arbeta ett par dagar i veckan. Passa på att schemalägga vila och stimulerande aktiviteter under dessa dagar, och inte bara "ta igen sådant man inte hunnit med under vardagarna".

Nummer 4 – Månatlig avslappning. För de som har råd och tid och möjlighet är det bra att byta miljö en gång i månaden. Miljöombyte till ett ställe som tilltalar dig är avstressande, för ditt undermedvetna har normalt sett inga stressande associationer med en ny miljö som du generellt upplever som tilltalande. Du bör alltså välja den typ av omgivning och miljö som du finner avslappnande. Tycker du exempelvis inte om storstäder utan föredrar hav och kust är det knappast avslappnande för dig att åka till en storstad, utan du bör förstås välja kusten istället. Du kan också välja att stanna kvar i din normala miljö men göra någonting du tycker om och som du normalt sett inte hinner eller har möjlighet eller råd att göra ofta, exempelvis utöva någon sport eller fritidsaktivitet – kanske spela golf, åka vattenskoter, ta en spadag eller liknande. Då får din hjärna nya, positiva associationer med din egen hemmiljö, vilket kan hjälpa dig att minska stressen rent generellt.

Nummer 5 – Årlig avslappning. Den vanligaste årliga avslappningen som folk tänker på är naturligtvis den eftertraktade semesterresan till en plats med sol, bad och avkoppling, eller nya och spännande äventyr. De flesta psykologer rekommenderar att folk faktiskt tar ut sin semester och inte ”tar ut det i pengar istället” – och detta av en god anledning eftersom en flera veckor lång semester är vad de flesta behöver rent psykologiskt och ofta även fysiskt efter ett helt års arbete. Även om inte alla har möjlighet eller råd att åka utomlands kan man kanske åtminstone åka en bit bort till en ny och avslappnande miljö.

KAPITEL 9 – AVSLAPPNING GENOM FYSISKA METODER (MOTION OCH RÖRELSE)

I de fyra sista kapitlen (9-12) kommer jag att lista fyra grundläggande metoder att slappna av: avslappning genom fysiska metoder, avslappning genom psykosocial samverkan med andra människor, avslappning genom samverkan mellan sinne och kropp och avslappning genom lugnande stimulering av dina sinnen. Som du kanske märker har jag valt att lista dem från det fysiska och utåtvända till det mer mentala och inåtvända; men som jag nämnde tidigare så är inga metoder bättre än andra utan vissa metoder passar helt enkelt vissa människor bättre.

Avslappning genom fysiska metoder, det vill säga motion och rörelse, passar naturligtvis bäst för dem som gillar att röra på sig. Som jag nämnde i kapitel 3 kan det till och med skapa stress att ge dig ut och springa om du är mer intellektuellt lagt och föredrar mentala metoder att koppla av på. Men jag tror att även "bekväma" personer kan hitta en form av fysisk aktivitet som de upplever som rolig.

Som du läste i kapitel 2 skapar stress stresshormoner som kortisol och adrenalin, och fysisk aktivitet har den fördelen att den på ett väldigt direkt sätt hjälper kroppen att få ut de ansamlade stresshormonerna – de används helt enkelt upp (förbrukas). Detta får till följd att du mentalt känner dig mer avslappnad och huvudet kan kännas friskare och lättare efteråt eftersom de stressande tankarna i stor grad kan ha försvunnit.

Vilken typ av fysisk aktivitet är då bäst i syfte att minska stress? Den du gillar och trivs bäst med! De goda nyheterna är att det finns ett mycket stort utbud av fysiska aktiviteter att välja mellan, och de är allt från gratis till relativt dyra. Det viktiga är att du får hjärtat att pumpa så du blir "lagom" andfådd. (Om du är det minsta osäker när det gäller din hälsa bör du dock rådfråga läkare innan du påbörjar ett motionsprogram.) Så länge hjärtat pumpar fortare än normalt får du en avslappnande effekt i och med att de ansamlade stresshormonerna får ett naturligt utlopp. Graden och varaktigheten av ansträngningen får du själv (eventuellt i samråd med läkare) avgöra med hänsyn till din hälsa och dina fysiska förutsättningar.

Det ska kännas roligt och "lagom", annars kan du få svårt att motivera dig i längden. Det är också en god idé att variera dig och välja olika typer av motion och sport under en och samma månad. Gillar du rutiner och samma typ av motion vecka efter vecka är det helt okej dock; det viktiga är att du inte upplever det som ett tvång eller långtråkigt. Vissa behöver mer omväxling än andra.

Exempel på lämpliga aktiviteter i syfte att minska stress är: Olika former av bollsporter inklusive badminton. Joggning (vid joggning ska du inte bli mer andfådd än att du kan föra en dialog med någon). Löpning (vid löpning springer du snabbare än vid joggning). Rask promenad. Gym. Dans. Gå i trappor. Springa i trappor (uppför, aldrig nedför, på grund av skaderisken). Boxning. Olika former av idrotter. Armhävningar eller situps. Lek med barnen. Det finns nog hundratals fler exempel, men du fattar nog poängen och kan själv välja något som passar dig.

I och med att du först och främst rör på dig för att bli av med stress så bör du i första hand inte sikta på att springa fortare än andra eller göra flest mål. Det kan nämligen skapa mer stress istället! Det viktiga här är att bli av med stress på ett för dig roligt sätt.

En lugnare fysisk övning som kan hjälpa dig att slappna av är muskelanspänning-muskelavslappning. Här ligger du ner bekvämt och spänner systematiskt muskel för muskel i kroppen i cirka tio sekunder, och slappnar sedan av samma muskel totalt. Du kan exempelvis börja nerifrån med tårna, sedan fötterna, vaderna, låren, stussen, korsryggen, magen, bröstmusklerna, övre ryggmusklerna, händerna, armarna, axlarna, nacken, halsen, käken, ögonen. Då gör du kroppen och hjärnan medveten om en muskel är spänd eller inte. Man spänner sig nämligen ofta omedvetet, och om du då medvetet *spänner* exempelvis nackmusklerna i tio sekunder så märker hjärnan och kroppen skillnaden när du sedan slappnar av. Ytterligare en fördel med denna metod är att kroppen har en tendens att slappna av som en helhet, inte som separata delar. Så om du lyckas slappna av i en kroppsdel, exempelvis armarna, är chansen att övriga kroppen också slappnar av.

KAPITEL 10 – AVSLAPPNING GENOM PSYKOSOCIAL SAMVERKAN MED ANDRA MÄNNISKOR

De allra flesta av oss lever i ett samhälle. Ordet samhälle bygger på orden "hålla samman". Det finns alltså redan i vårt språkbruk som en självklarhet att samhället är baserat på att vi ska hålla samman. Att hålla samman har visserligen till viss del med rent fysisk överlevnad att göra – att enade är vi starka mot eventuella angripande fiender. Men vår *mentala stressnivå* minskar faktiskt också om vi umgås på ett positivt och glädjefyllt sätt med andra – eller mer formellt uttryckt att vi har positiv psykosocial samverkan med andra.

Och vad är det som gör att vi slappnar av vid positiv psykosocial samverkan? Jo, om du har glada människor runt dig tolkar din hjärna det som ett säkert tecken på att det inte finns någon fara just här och nu, och då frigör den "må-bra-hormonet" oxytocin. Oxytocin sänker hjärtfrekvensen och blodtrycket och städar undan ansamlade stresshormoner som exempelvis kortisol. Oxytocin kallas även "kärlekshormonet" eftersom oxytocin kan utsöndras både vid icke-fysisk och fysisk psykosocial samverkan. Icke-fysisk psykosocial samverkan innefattar en rent känslomässig eller intellektuell samverkan, exempelvis vid middagar i gott sällskap, förälskelse, bröllop eller livliga och djupa diskussioner där man känner att man kommer någon väldigt nära själsligt eller mentalt. Fysisk psykosocial samverkan innefattar positiv fysisk beröring med andra, exempelvis vid pardans, kramar eller massage. Man behöver alltså inte nödvändigtvis känna den eller dem man har fysisk psykosocial samverkan med för att det ska ge en avstressande effekt, så länge det sker på ett sätt som är positivt och glädjefyllt sätt för dig.

Vad som utsöndrar detta "välmående-hormon" skiljer sig dock från person till person eftersom en del är mer sociala än andra. En del personer kan till och med bli stressade vid tanken att umgås med andra. Den schweiziske psykiatrikern och psykologen Carl Jung skiljde på den "extroverta" och "introverta" personligheten. Extroverta människor är enligt honom i grunden utåtvända och hämtar sin mentala energi – eller "laddar sina batterier" – genom att umgås med andra. Introverta människor å andra sidan hämtar sin mentala energi från att vara själva i naturen eller bara hemma. Avslappningsmetoderna i detta kapitel passar därför mer dig som är socialt lagd och som gillar att beröras av andra på olika sätt, både emotionellt och rent fysiskt.

Nu följer några konkreta exempel på aktiviteter som normalt skapar avslappning hos personer som är just socialt lagda. Men även hos socialt lagda är preferenserna olika, så välj de sätt som du tycker om.

1. Att umgås på ett positivt och glädjefyllt sätt med vänner och familj. Detta är kanske det enklaste sättet, och är också något som de allra flesta gör naturligt. Det kan röra sig om något så enkelt som att man pratar med varandra och lyssnar på varandra. Den största avstressande effekten får man dock om man skrattar tillsammans. För vad kan signalera "ingen fara, allt är tryggt" till hjärnan mer än det? :)

2. Gruppaktiviteter överhuvudtaget är generellt avstressande, så länge som det råder en trevlig och positiv stämning. Att exempelvis sjunga eller dansa tillsammans kan vara väldigt avslappnande. Att gå på en kurs tillsammans med andra som har samma intresse likaså. Att utöva olika sporter kan också vara avslappnande, så länge det inte uppstår en för stark vi-mot-dem-känsla där det lekfulla och glädjefyllda försvinner och det bara blir en tävlingshets där man till varje pris ska vinna mot "motståndarna".

3. Att be om hjälp eller stöd skapar en icke-fysisk interaktion med positiva känslor där man känner sig omhändertagen och värdefull för andra.

4. Att själv ge hjälp och stöd till andra skapar även det en icke-fysisk interaktion med positiva känslor där man känner samhörighet med andra och del av en grupp som är trygg och håller ihop.

5. Att känna tacksamhet är något som jag tar upp mer på djupet i min bok om positivt tänkande (*Tänk dig lycklig - Vad alla borde veta om positivt tänkande och attraktionslagen*) men det har även en avstressande effekt: Känner du dig tacksam innebär det samtidigt att hjärnan uppfattar det som att det inte finns någon fara – att allt är lugnt.

6. Att se en trevlig film med positiv psykosocial samverkan. Det kan vara en mer lättsam film eller en ren komedi om du föredrar det. Glada miner, munterhet, trevlig stämning och skratt och humor i film påverkar din hjärna i princip på samma sätt som om du umgås med andra på riktigt på det sättet; hjärnan kan inte förstå skillnaden på vad som sker i en film och vad som sker i verkligheten. Och eftersom hjärnan ser dig som en del av filmen blir den avstressande effekten starkare ju mer du lever dig in i filmen.

7. Att krama någon du tycker om. Detta är en fysisk psykosocial samverkan som nästan garanterat utsöndrar oxytocin.

8. Att dansa tätt ihop med någon. Detta ger ungefär samma positiva effekt som att kramas. (Det är naturligtvis också beroende på om man gillar att dansa eller ej.)

9. Mjuk massage eller beröring. Detta kan utföras av i princip vem som helst som du känner dig någorlunda trygg med. Somliga är inte så nogräknade med vem som berör dem,

medan andra inte kan tänka sig att låta någon de inte känner väldig väl röra dem. Man ska inte pressa sig att låta sig beröras av någon som inte "känns rätt" för det kan tvärtemot skapa mer stress. Det kan dock hända att man börjar "tycka om" den som utför massagen eller beröringen, vilket är ett exempel på oxytocinets "kärlekseffekt".

10. Att älska med någon. Älskog, det vill säga sex/samlag med någon man har relativt starka känslor för är ett tämligen säkert sätt att få hjärnan att utsöndra oxytocin, för man kommer varandra nära på alla sätt. Att ha sex med någon utan att ha några speciella känslor för personen leder inte alltid till att oxytocin utsöndras; somliga "blir kära" efter sex (oxytocinets "kärlekseffekt") medan andra påverkas mindre eller inte alls känslomässigt och då handlar det mer om belöningshormonet dopamin och därmed ett tillfälligt och snabbt övergående njutningsrus. Visserligen har även dopamin en avstressande effekt, men det är bara för stunden, och det är därför inte att rekommendera som ren avslappningsmetod. Detta beteende kan tvärtom leda till sexmissbruk där dopaminkicken blir allt svårare att uppnå. (Dessutom finns naturligtvis risken att någon blir rejält sårad om skälen till att ha sex med varandra skiljer sig åt stort.)

11. Att klappa husdjur som hundar och katter är lugnande och avstressande för de flesta, under förutsättning att du väljer

ett djur som du tycker om och som i sin tur tycker om att bli klappat av dig.

12. Till sist vill jag varmt rekommendera en övning som kan och bör utföras i alla grupper där de flesta känner varandra relativt väl; kanske framför allt arbetsplatser där stress och konflikter ofta frodas okontrollerat, men den fungerar och behövs även inom familjer. Den går till så att man lägger fram skrivpapper på några bord, en lapp per person som är med i gruppen. (Det kan vara lämpligt att inte ha alltför stora grupper utan om så behövs dela in alla i mindre undergrupper – det är nämligen viktigt att folk i gruppen känner varandra så väl som möjligt.) Överst på varje lapp skriver ni sedan namnet på personerna i gruppen. Det blir alltså en lapp per person. Sedan ska alla gå runt och skriva allt positivt de kan komma på om personerna i gruppen. Det är inget krav att alla ska skriva något om alla, men det som skrivs får *endast* vara positiva saker. Detta fokus på enbart det positiva balanserar stress orsakat av kritik eller rädsla för kritik. Det brukar kännas väldigt avstressande och skönt att få beröm, för rent generellt är kritik tyvärr betydligt vanligare än beröm.

KAPITEL 11 – AVSLAPPNING GENOM SAMVERKAN MELLAN SINNE OCH KROPP

Slappnar du av i tankarna så lugnar du ner hjärnan, och då har även kroppen en tendens att slappna av. Och vice versa: Slappnar du av i kroppen tenderar även hjärnan att varva ner och slappna av. I båda fallen uppstår alltså en samverkan mellan sinne och kropp som leder till att du som helhet slappnar av.

I detta kapitel har jag valt ut 20 tekniker som grundar sig på denna princip. Grovt indelat innefattar de 6 första metoderna att på olika sätt slappna av i tankarna, vilket får kroppen att slappna av, och de nästföljande 14 metoderna innefattar att på olika sätt få kroppen att slappna av, vilket får din hjärna och därmed dina tankar att slappna av. Det finns naturligtvis fler metoder än dessa 20, men du får i alla fall en god översikt och inblick i hur man kan slappna av genom samverkan mellan sinne och kropp, och du kan självklart använda andra tekniker som grundar sig på samma princip.

1. Tänk en lugnande eller glad tanke

Som du läste i kapitel 1 och 2 reagerar hjärnan på det du tänker på, som om det skedde här och nu i verkligheten. Så om du tänker på något som stressar dig kan du helt enkelt skifta fokus och istället tänka på något som gör dig lugn eller glad.

Att tänka en lugnande tanke kan vara något så enkelt som att tänka "lugn, lugn, lugn..." Detta låter väldigt enkelt, kanske för enkelt för vissa, men om du förstår principerna för hur hjärnan fungerar så förstår du också varför denna teknik fungerar. Att upprepa dessa ord gör att din hjärna får något annat att tänka på än det som stressar dig; och ju oftare du upprepar det så fort du känner dig stressad desto lättare blir det att bryta stressen eftersom det blir till en ny vana för ditt undermedvetna. Denna övning är därför lämplig som "akut-avslappning" (se kapitel 8). (Istället för att tänka orden tyst för dig själv kan du säga dem högt om det fungerar bättre för dig och du inte upplever att du stör någon med det.)

Väljer du att tänka på något som gör dig glad kan du välja något spontant i stunden. Eller kan du ha en favorittanke som alltid gör dig glad – kanske tanken på ditt barn eller någon person eller en händelse. Naturligtvis är teknikens effektivitet avhängig av hur pass väl du lyckas fokusera på den glada tanken utan att några andra och stressande tankar kryper in, men övning ger färdighet.

2. Visualisering

På samma sätt som när du tänker en glad tanke är visualisering ett sätt att bokstavligen få hjärnan på andra tankar. Att visualisera något du gillar och som är avkopplande är mer än att bara tänka en tanke dock. Det går till på så sätt att du sitter eller ligger ner med slutna ögon, och visualiserar (ser för din inre syn) att du befinner dig i en lugnande omgivning, kanske en strand eller en skogsdunge. Din hjärna kommer då att tro att du faktiskt befinner dig i en sådan lugnande omgivning, och därmed slappna av. Ta med så många sinnesintryck som möjligt. Det enklaste är kanske att börja med synintryck. Sedan kan du successivt ta med ljud, dofter, känsel. Dessa "inre sinnesintryck" kommer då att skapa en känsla av lugn och frid inom dig, och det är den känslan som får din hjärna och kropp att slappna av. Och samma sak här, övning ger färdighet. Du kan också använda dig av förinspelade ljud (CD eller digitalt) av exempelvis porlande bäckar och fågelkvitter. Hjärnan kommer då mer eller mindre automatiskt att fylla i synintryck etcetera.

3. Aktivera hjärnan med spel eller uppgifter

Om du aktiverar hjärnan med olika typer av spel eller uppgifter att lösa – exempelvis sällskapsspel, räkneuppgifter, korsord, sudoku eller IQ-tester – kopplas hjärnans främre delar in, det vill säga de som har med bland annat problemlösning och logiskt tänkande här och nu att göra. Vad som sker då är att allt mentalt fokus skiftas just dit – och där finns bara logik och det vi kallar sunt förnuft. Där finns inget utrymme för ologisk oro eller stress. Stress finns bara i den äldre så kallade limbiska delen av hjärnan, så om du skiftar ditt fokus från det limbiska systemet till den främre hjärnan kommer stressande tankar inte längre att få möjlighet att uppstå.

4. Sätt ord, färg, ljud eller rörelse på dina tankar och känslor

Somliga för dagbok och skriver varje dag ner sina innersta tankar. Förutom att kunna se tillbaka i tiden och läsa hur man kände sig just där och då, gör detta att du kommer i väldigt god kontakt med dina känslor och på så sätt undviker att ha en massa outredda känslor som ligger och pyr under ytan och som kan skapa omedveten stress. Att måla eller rita det man känner kan ge samma effekt om det tilltalar dig mer. Du kan också sätta ljud på dina känslor genom att spela ett musikinstrument eller sjunga. Att "dansa ut dina känslor" genom rörelse är ytterligare ett sätt. Alla dessa sätt ger i princip samma effekt så länge som du känner att det är "ditt sätt" att få ut dina känslor. Och hur vet du om det fungerar då? Du känner dig bättre efteråt, och lättad. Så enkelt är det!

5. "Ny respons"

Detta är en psykologisk så kallad omprogrammerings-metod som går ut på att ersätta din automatiska respons, i det här fallet stress, med ett förutbestämt val du gör. Det låter kanske invecklat, men det kan vara så enkelt som att varje gång du blir röksugen tar du några klunkar vatten istället. Eller istället för att anta ett stressat ansiktsuttryck när du ställs inför en viss situation eller person så ler du istället. Visst kan leendet bli falskt, men nu är det din stressnivå som är viktig, inte din ärlighet gentemot någon som du ständigt brukar känna dig stressad av. Detta ändrar om i hjärnans automatiska reaktioner (responser) och efter en tid kan din nya respons bli automatisk, med minskad stress som följd.

6. "Ändra minnesintrycken"

Detta är ytterligare en psykologisk omprogrammerings-metod, som har sin grund i NLP - neurolingvistisk programmering. Den är mer terapeutisk till sin natur än Ny Respons på så sätt att du kan tillämpa den på något speciellt som inträffat som stressar dig. Den är lika enkel att utföra som den är effektiv. Se för din inre syn situationen som stressar dig. (I många fall behöver du inte ens anstränga dig för att få fram bilderna eftersom händelser som stressar dyker upp i ditt huvud av sig själva.) Ändra sedan minnesintrycken/sinnesintrycken (syn, ljud etcetera) så att situationen *inte* stressar dig längre. Om någon exempelvis har sagt något till dig som gör dig väldigt upprörd, ändra då vad personen säger – hör honom för ditt inre öra säga något helt annat. Du kan även ändra personens utseende, kläder eller vad som helst för att avdramatisera händelsen. Här får du använda din kreativitet och uppfinningsrikedom eftersom det egentligen bara är du själv som kan veta vad som känns mindre stressande för dig. Du kan använda denna metod på i princip vad som helst som skett som stressar dig. Eftersom ditt undermedvetna inte kan skilja på en faktiskt händelse och en föreställd händelse så kan denna teknik ge både snabba och goda resultat.

7. Meditation

De allra flesta känner till meditation som ett redskap att motarbeta vardagsstressen. Det finns mängder av olika former av meditation. Det de flesta meditationsformer har gemensamt är att de får både kropp och tankar att slappna av.

En av de enklaste meditationsformerna är att sitta på en stol, blunda, och bara vara medveten om andningen – hur du andas in och ut. Sedan finns det andra former där olika typer av avslappning utgör det centrala, samt "guidad meditation" där en person guidar de andra hur de ska tänka och visualisera för att slappna av. Den formen kan med fördel användas av dem som mest vill koppla av då och då och inte vill förbinda sig till daglig meditation. Det finns även CDs och ljudfiler med guidad meditation/avslappning.

Meditation med ett mantra (den mest kända formen kallas TM – Transcendental Meditation) kan på basis av åtskilliga vetenskapliga undersökningar där man mäter meditatörers hjärnvågor och stressnivåer (se www.tm.org) anses vara en meditationsform som effektivt löser upp stress ur nervsystemet. (Jag lär själv ut mantra-meditation.)

Som du märker kan alltså meditation både vara en form där en tanke leder till avslappning, och en form där man inte tänker på någonting speciellt. Känns det som att meditation verkar vara något för dig så kan du prova olika former för att se vad som passar dig bäst.

Till sist vill jag nämna att meditation, och flera av de följande metoderna (8-14), kan verka främmande för vissa just på grund av att de inte har sina rötter i svensk eller ens västerländsk tradition. Vissa religiösa grupper kan också anse att de inte är förenliga med just deras trosutövning. Är det så i ditt fall rekommenderar jag att du inte utövar dem, just för att det kan skapa mer stress för dig istället för att minska stress (i alla fall på kort sikt). Som alltid, välj avstressande metoder som passar just dig.

8. Yogarörelser

Yoga har nog de flesta hört talas om. Yoga är sanskrit, det urgamla indiska språket, och betyder helhet eller union. Det vi kallar yoga här i västvärlden heter egentligen "yoga asanas" i Indien (och det är också det "korrekta" tekniska uttrycket bland yogaexperter). Men i vilket fall som helst, yogarörelser kan ha en avstressande inverkan på kroppen och därmed sinnet. Jag skriver *kan ha*, för det viktiga här ur ren stressynpunkt är att du väljer rörelser som känns just *avstressande* för dig, att du undviker allt som känns ansträngande eller svårt, och att du utför rörelserna mjukt för att undvika skador. Känner du att du vill prova på yoga så kan du gå med i en yogaklass, eller göra det själv hemma vägledd av en video. (Är du det minsta orolig för om det är bra för dig av någon medicinsk anledning bör du rådfråga läkare först.)

9. Qigong / Taichi

Qigong (även stavat chigong) är den kinesiska motsvarigheten till yoga. Qi, eller chi, betyder ungefär "livskraft", och gong betyder ungefär rörelse eller övning. Qigong är väldigt vanligt i Kina och har varit populärt även i Sverige sedan 90-talet. Rörelserna är enkla så att även barn och gamla kan utföra det, och utförs ofta i grupp. Det kan antas ha samma eller liknande avstressande effekter som yoga.

Taichi (även stavat taiji) är en mer avancerad form av kinesiska rörelser som normalt tar längre tid att lära sig än qigong, men har du redan provat qigong eller vill prova något nytt kan taichi vara ett alternativ.

10. Näs-andningsövning

Näs-andningsövning är en indisk metod som ingår i yoga och ofta används som ett komplement till meditation. På indiska kallas den pranayama. Prana betyder ungefär livskraft och är den indiska motsvarigheten till kinesiskans chi eller qi. Yama betyder ungefär styrning eller kontroll. Den går i korthet ut på att växelvis andas genom höger och vänster näsborre. Det kanske finns vetenskapliga undersökningar som visar att den har effekt, men jag nöjer mig med att miljontals människor världen över använder tekniken dagligen för att lugna sinnet och balansera höger och vänster hjärnhalva och att jag själv brukar lära ut det i mina mantra-meditationskurser och ser att många upplever att de får ett lugn inom sig.

Det finns olika sätt att utföra den på. Det sätt jag lärt mig och som jag själv lär ut på är att sitta i en stol, placera höger hands tumme mot höger näsborre så att den täpps till, hålla de andra fyra fingrarna avslappnat utsträckta, sedan andas ut genom vänster näsborre, och sedan in med vänster näsborre, allt medan du håller kvar tummen mot höger näsborre. Nu har du tagit ett fullt andetag ut och in med vänster näsborre. Man ska alltså andas ut först och sedan in, inte tvärt om. Nu är det högra näsborrens tur. Då flyttar du helt enkelt din högerhand lite så att de två mellersta fingrarna (ringfingret och långfingret) täpper till vänster näsborre (och din tumme alltså släpper höger näsborre). Sedan tar du ett andetag ut, och sedan in, genom höger näsborre.

Sedan upprepar du dessa två moment, det vill säga ut och in genom vänster näsborre och sedan ut och in genom höger. En "omgång", det vill säga ut och in genom vänster näsborre och sedan ut och in genom höger, tar normalt cirka tio sekunder. Du behöver dock inte räkna sekunder. Andas på ett sätt som känns naturligt, varken för snabbt eller för långsamt. Du ska inte bli andfådd. I början kanske du klarar 5-10 omgångar, vilket normalt tar en eller ett par minuter. Du kan öka successivt till ca fem minuter. Maximal tid är tio minuter. Pressa dig inte utan känn efter hur lång tid som passar dig. Du kan göra den 1-2 gånger per dag eller när du känner att du behöver det. Du ska inte ha stöd med kuddar under armbågarna medan du gör övningen. Jag brukar istället ha min vänstra arm/hand som stöd under höger armbåge. I början kan det vara så att den ena eller båda näsborrarna känns täppta. Detta brukar lätta upp efter en tids regelbundenhet. Använd inte nässprayer för att tvinga näsborrarna att öppna upp. Det ska vara naturligt. Har du allergi eller är förkyld ska du inte göra övningen.

11. Lugnande healing

Lugnande healing lärde jag mig när jag studerade Reiki-healing 1994-95. Då placerade man sin ena hand på bröstkorgen på den som skulle behandlas, och sin andra hand på motsvarande plats på bröstryggen. Då skapar du en slags polaritet där hjärtchakrat får healing från båda hållen. (Enligt den indiska filosofin Ayurveda representerar också bronkerna lugn.) Jag fick lära mig att denna lugnande healing hjälper mot stress, mental och känslomässigt upprördhet och sorg – man känner sig känslomässigt omhändertagen.

Om du vill prova att ge eller ta emot denna lugnande healing kan den som får healingen välja mellan att sitta och ligga. Om personen ligger ner och du sitter till vänster om dem kan du alltså placera din vänstra hand på bröstkorgen och din högra hand undertill på bröstryggen på motsvarande plats.

Om du ger healing till någon som sitter bör du tänka på att armarna har en tendens att bli trötta efter några minuter. En lämplig tid är därför cirka fem minuter. Ligger personen ner kan du hålla på längre, men även här kan armarna börja domna, speciellt den undre armen om personen är tung. Lova därför inte någon att hålla på i en viss tid. 5-10 minuter brukar vara lagom, och du kan ju alltid ge fler gånger med lite vila emellan istället för en lång session.

När du ger healingen ska du nollställa ditt huvud och bara vara närvarande. Du behöver inte tänka något speciellt alls. Du bör aldrig själv lägga din hand på deras bröstkorg. Be istället personen att ta din hand och placera den på sin bröstkorg. Personen själv brukar nämligen bäst känna in var de vill ha handen – var den gör mest nytta – och om det är en kvinna är det av naturliga skäl ytterligare en anledning att de själv får bestämma var din hand ska placeras.

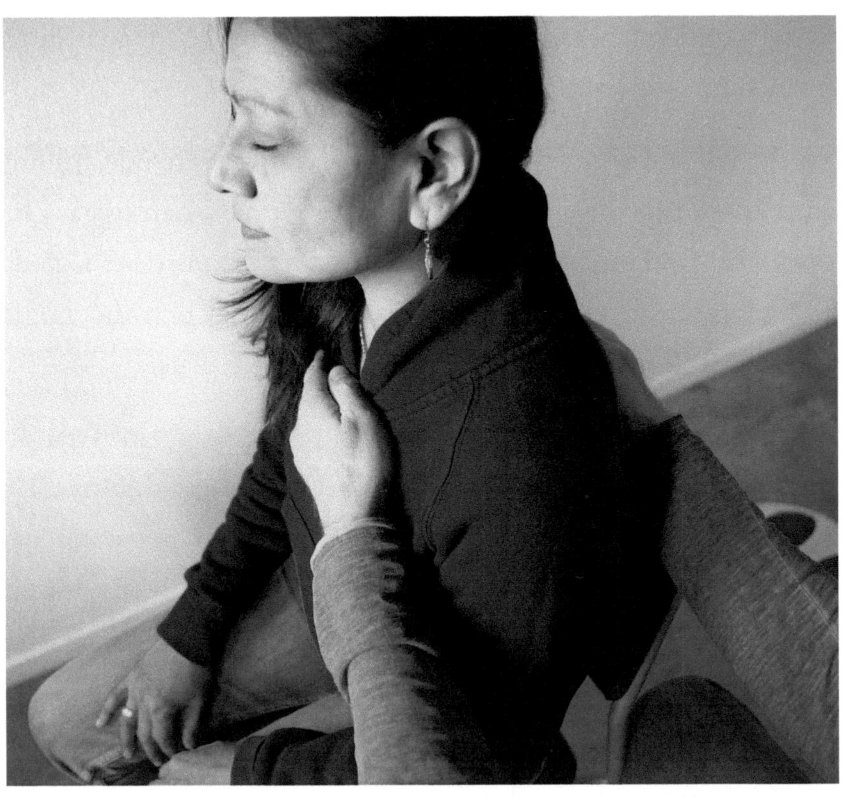

Foto 1: lugnande healing

12. Energi-medicin

Energimedicin är yogaliknande rörelser, vars främsta företrädare är Donna Eden och hennes bok "Energy Medicine". Ur den drygt 400 sidor tjocka boken har jag valt ut en relativt enkel sittövning som är en av de energimedicinövningar som har den mest avstressande effekten. Den kallas "The Wayne Cook Posture". Wayne Cook var en pionjärforskare inom området bioenergikraftfält och utvecklade ursprungligen övningen för att råda bot på dyslexi och stamning. Donna Eden uppkallade sin något uppdaterade version efter honom. Enligt henne är övningen lugnande både för kroppen och hjärnan, och gör att kroppens elektromagnetiska energifält fungerar som det ska och att alla energiflöden (bland annat de så kallade meridianerna) går åt rätt håll och samarbetar.

Sitt ner och lägg din vänsterfot på ditt högra knä. Håll sedan med höger hand om vänstra ankeln och med vänster hand om vänsterfotens undersida. (Se foto 2a och 2b.) Andas sedan in djupt genom näsan medan du drar benet lätt mot dig. Sedan andas du ut genom munnen medan du släpper tillbaka benet och slappnar av. Ta fyra till fem sådana andetag.

Sedan gör du samma sak fast med andra benet: Lägg din högerfot på ditt vänstra knä. Håll sedan med vänster hand om högra ankeln och med höger hand om högerfotens undersida. Andas på samma sätt.

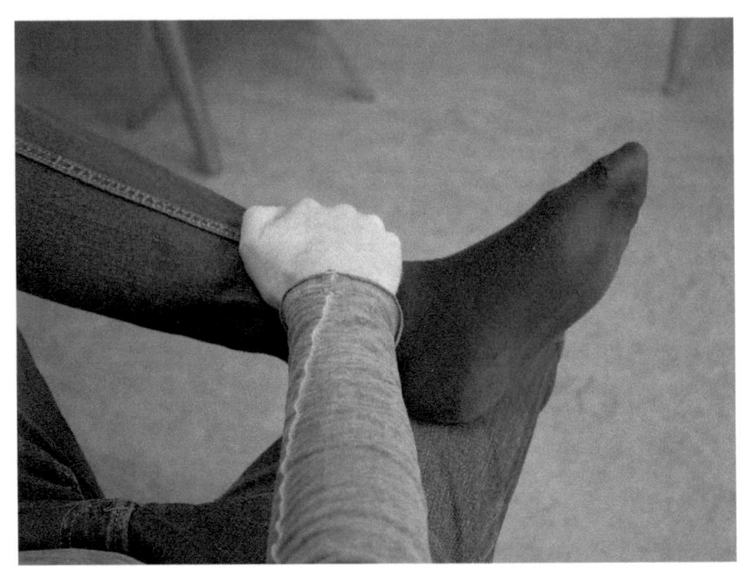

Foto 2a

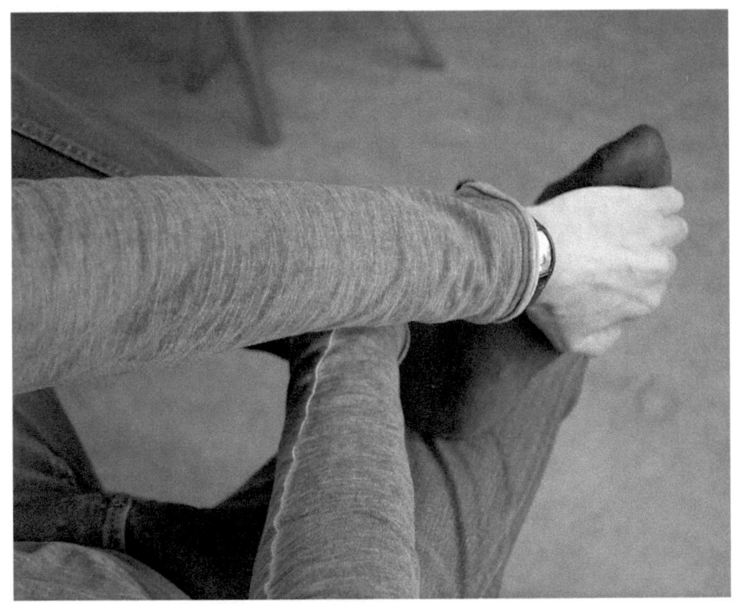

Foto 2b

13. Yin-Yang-balansering

Inom den urgamla kinesiska hälsoläran talar man mycket om Yin och Yang. Det är två universella krafter som också finns inom alla människor. De bör vara i balans för att man ska må bra. I väldigt generella drag motsvarar Yin den kvinnliga, mjuka och inåtvända kraften, medan Yang motsvarar den manliga, starka och utåtvända kraften. Det finns en väldigt enkel övning man kan göra för att snabbt och enkelt balansera dessa två krafter, vilket även har en allmänt avstressande effekt.

Yang har sitt centrum överst i mitten på huvudet, precis framför "mitt-toppen" på huvudet. Klappa lätt där några gånger med din handflata så skickas eventuell Yang-överskottsenergi nedåt i kroppen. Yin har två centrum: övre Yin, på handledens insida närmast handen, och nedre Yin, på ankelns insida närmast foten. Klappa lätt där några gånger med din handflata så skickas eventuell Yin-överskottsenergi uppåt i kroppen.

14. EFT

EFT är en förkortning av engelskans Emotional Freedom Techniques, som på svenska blir ungefär Tekniker för känslomässig frihet. EFT är en teknik som oftast används som en (självhjälps-) terapi men den kan även användas som avslappning. EFT grundar sig på akupunktur men istället för att använda nålar använder man fingertopparna och "knackar" lätt på olika punkter på huvudet, i ansiktet och övriga kroppen medan man samtidigt fokuserar mentalt på det som besvärar en, exempelvis stress eller negativa tankar, känslor eller minnen. Rätt utfört kan stressen eller tankarna/känslorna minska eller till och med helt försvinna, och dessutom förvånansvärt snabbt. EFT är fortfarande relativt okänt i Sverige men i många andra länder, exempelvis Norge, England och USA, är det mer känt och används ibland till och med inom sjukvården. Naturligtvis finns det kritik mot EFT (precis som det finns kritik mot precis allting annat), vanligtvis att det skulle sakna vetenskaplig grund. Men man ska hålla i minnet att punkterna man behandlar faktiskt bygger på den klassiska akupunkturen som ju är godkänd av socialstyrelsen och används inom svensk sjukvård. De som använt EFT på ett korrekt sätt anser det vanligtvis vara en effektiv, mångsidig och mjuk metod som dessutom är relativt lätt att använda på sig själv.

För att "behandla" stress med EFT kan du knacka lätt med fingertopparna på några EFT-punkter medan du tänker eller säger exempelvis "lugn". (Använd inte "stressa inte" eftersom ditt undermedvetna inte förstår ordet "inte".) Det finns ett antal olika skolor/åsikter om exakt vilka punkter man ska använda och i vilken ordning, men i realiteten spelar det inte så stor roll. Det viktigaste är att du knackar på de vanligaste punkterna, med toppen av pekfingret och långfingret på valfri hand. Du hittar enkelt EFT-punkterna på nätet, men här är en snabbguide: Överst i mitten på huvudet, precis framför "mitt-toppen" på huvudet (= Yang-punkten i stycket ovan) och då kan du använda alla fyra fingertopparna (utom tummen) eller alla fyra fingrarnas undersida. Mellan ögonbrynen. Tre punkter runt ögonen precis på ögonhålans kantben. Gropen under näsan, ovanför överläppen. Gropen under underläppen, ovanför hakan. Punkten där bröstbenet, översta revbenet och nyckelbenet möts (denna punkt kallas även K27). Handledens insida närmast handen (använd alla fyra fingrarnas undersida att knacka här). Du kan knacka på varje punkt ungefär så lång tid det tar att ta ett andetag ut och in, så en "rond" på samtliga punkter tar bara någon minut.

15. Gråt ut

Om du har stängt inne sorg eller frustration kan det kännas väldigt lättande att helt enkelt gråta ut. Eller "helt enkelt" är kanske inte rätt uttryck, eftersom man då måste våga möta sorgen och alla obehagliga känslor man stängt inne och se dem i vitögat, och det kan vara väldigt smärtsamt. Men att fösa undan dem i det undermedvetnas djupaste skrymslen är ingen bra lösning i längden eftersom ditt undermedvetna känner av att det finns där. Detta kan leda till stark omedveten stress, vilket i sin tur exempelvis kan leda till oförklarliga och till synes omotiverade vredesutbrott (ett avsnitt av Dr Phil visar just detta) och inte minst till psykosomatiska sjukdomar.

Vår hjärna och vår kropp är gjord för att klara av sorg, bara vi tillåter det att få ett naturligt utlopp genom tårar. "Äkta" tårar, det vill säga tårar som kommer av sorg och ledsamhet, innehåller stora mängder stresshormoner, vilket visar att det att gråta ut inte bara är känslomässigt renande utan även hormonmässigt renande.

16. Slappna av i tungan

Om du slappnar av helt och hållet i tungan – som om den vore en död manet på stranden – går det normalt sett inte att känna stress (eller för den delen någon negativ känsla alls som exempelvis ilska). Om tungan är helt avslappnad tolkar nämligen hjärnan det som om ingen fara föreligger. Och det finns ju en logik i det, för om du exempelvis springer för livet lär din tunga knappast vara avslappnad.

Prova får du se: Slappna av i tungan (det går lättare om du samtidigt slappnar av helt i käken så att munnen är lätt öppen) och tänk samtidigt på något som brukar få dig att känna dig stressad eller arg, och känn efter om du nu blir lika arg eller upprörd som du brukar bli.

Känner du dig stressad trots detta har du antagligen inte slappnat av tillräckligt i tungan. Är du konstant stressad har du kanske också glömt hur det känns att vara helt avslappnad i tungan (och käken) och då kan du öva på det. Som med mycket annat är det en träningssak.

17. Andning

Hur du andas är en indikator på din allmänna stressnivå. Du kan själv testa din stressnivå med denna enkla övning: Ligg eller sitt ner, och lägg en hand på magen och den andra på bröstkorgen. Känn sedan efter om du andas med bröstkorgen eller med magen. Är det mest bröstkorgen som höjs och sänks, eller är det mest magen? Detta ger dig värdefull information om din allmänna stressnivå. Andas du mest med magen signalerar det "allt lugnt, ingen fara" till hjärnan, och då är din allmänna stressnivå normalt relativt låg. Andas du å andra sidan mest med bröstkorgen signalerar det "fara" till hjärnan. Har du då dessutom *för vana* att andas med bröstkorgen signaleras stress mer eller mindre *ständigt* till hjärnan. Det omvända gäller också: Stressar du har kroppen en tendens att andas med just bröstkorgen.

Och då kan man fråga sig varför det är så. Svaret får du om du analyserar vad som händer vid bröstkorgs-andning. När måste man andas med just bröstkorgen och inte magen? Just det, när du springer. Då måste du snabbt få in syre i stora mängder, och då räcker det inte att andas med magen. Och när har vi människor rent historiskt och utvecklingsmässigt behövt springa? Just det, vid fara: När vi blev jagade av farliga djur eller när vi behövde jaga dem för att få mat och undgå svält. Då blir det också omvänt så att när du andas med bröstet tolkar hjärnan det som att du gör det för att du måste få in syre, vilket betyder att du springer, vilket betyder fara. Förstår man hjärnans logik förstår man också hur andning är direkt relaterat till vår allmänna stressnivå.

Ett sätt att träna sig att andas med magen är att dagligen "omprogrammera" sin andning genom att ligga ner med en hand på magen och den andra på bröstkorgen och sedan medvetet styra andningen så att det mest är magen som höjs upp och ner. Du kan andas in djupt under tre sekunder, sedan hålla andan i fyra sekunder, och sedan andas ut under sju sekunder. Detta lugnar ner hela ditt nervsystem, och om du gör det dagligen blir magandning mer och mer en naturlig del av din andning.

Nu finns det en del som invänder att man ser tjockare ut om man andas med magen; att den putar ut när man andas in. Det stämmer kanske att om man bara andas med bröstet och håller in magen så att den hela tiden ser platt och fin ut så signalerar man god fysisk hälsa till sin omgivning. Men då glömmer man bort att det samtidigt signalerar konstant stress till hjärnan, och denna stress bidrar knappast till någon föryngringsprocess utan tvärt om. Det är trots allt bara några centimeter som magen putar ut vid en inandning och det drar knappast några förfärade blickar till sig.

18. En lättnadens suck

Genom att göra en djup och kraftig utandning – att dra en så kallad lättnadens suck – signalerar du till hjärnan att det inte (längre) förekommer någon fara. Din hjärna har under åren nämligen lärt sig att associera en djup utandning/suck med "faran över" eller "det var nära!" Och tänker du efter så är det faktiskt en naturlig reaktion när man varit i fysisk fara, exempelvis nära att bli påkörd, att efteråt andas ut djupt och snabbt. Denna inprogrammerade reaktion kan du alltså använda till din egen fördel; du kan helt enkelt "lura" din hjärna att slappna av med en djup och tung utandning. Du kan prova att a) hålla munnen helt avslappnad, och b) att forma munnen till ett litet "o" och blåsa ut kraftigt som om du blåser ut ett ljus, och se vilket sätt som har bäst effekt för dig.

19. Le!

Att le är en avslappningsmetod som de allra flesta inte tänker på. De flesta ler ju ändå då och då i vardagen och blir kanske ändå inte mindre stressade för det. Leendets sanna kraft har alltså tyvärr en tendens att hamna i skymundan i dagens medicinerande värld där tabletter intas i stora mängder för att folk ska bli lugna eller lyckliga.

Nu är det här ingen bok om hur man på medicinsk väg behandlar stress, och jag rekommenderar heller inte överstressade personer att ta till denna metoden istället för att rådfråga läkare. Denna metod är till för friska personer som vill ha en enkel och naturlig metod att framkalla hjärnans egna lugnande må-bra-hormoner endorfin och serotonin. Endorfiner tillhör faktiskt samma klass som opiater, och ordet endorfin betyder egentligen "morfin som finns naturligt i kroppen". De är naturliga smärtlindrare och ligger bland annat bakom det lyckorus som långdistanslöpare och andra sportutövare ofta upplever efter en stunds hård fysisk aktivitet. Serotonin är ett antidepressivt hormon som bland annat antas reglera humöret.

Hemligheten i att använda leendet som en avslappningsteknik ligger i något som de flesta glömmer bort, nämligen varaktigheten. Man ska le i åtminstone en minut, och längre om man kan eller behöver. En minut är egentligen inte så lång tid, men i detta sammanhang kan det kännas onaturligt, för hur många ler egentligen så länge naturligt? Ett leende brukar normalt bara vara någon eller några sekunder, och då hinner inte hjärnan riktigt med – eller snarare har ingen anledning – att utsöndra så mycket lugnande må-bra-hormoner.

När du utövar denna "le-metod", le då stort – ett riktigt varggrin. (Du kan även välja att skratta om du föredrar det.) Det kan kännas bäst att göra detta utan åskådare. Om det känns falskt eller onaturligt, bara fortsätt ändå. Det är din hjärna du ska övertyga, inte någon publik. Du kommer snart att märka en skillnad, speciellt om du normalt sett inte ler särskilt ofta eller särskilt stort. Effekten du märker är ett direkt resultat av din hjärnas tolkning av ditt leende. Den tror nämligen att du faktiskt är lugn och glad och skickar då snabbt ut ovan nämnda må-bra-hormoner. (Undantaget är de sällsynta fall där någon har en kemisk obalans i hjärnan.) Du manipulerar således din hjärna, och den belönar dig med sina må-bra-hormoner. Fantastiskt va? Metoden är helt gratis, tar bara en minut och ger nästan garanterat resultat. Du har helt enkelt inget att förlora på att le :)

20. Vila eller ta en tupplur

Vi avslutar exemplen med kanske den enklaste och för många mest naturliga metoden, nämligen att helt enkelt sätta eller lägga sig ner en stund och låta kroppen vila. Sätt dig i en bekväm stol eller lägg dig ner i en bekväm soffa eller säng, blunda, töm huvudet på tankar, och låt sedan kroppens reparationsprocesser sköta resten. Kroppen ser till att forsla bort överskotten av stresshormoner och eventuell mjölksyra som bildats i musklerna om de fått för lite vila.

Om du är sömnig och känner att du behöver ta en liten tupplur gör det också susen. Har du begränsad tid kan du ta en snabbtupplur – en så kallad "power nap". Det går till på så sätt att du sätter dig i en bekväm stol och håller något av metall eller trä i handen, exempelvis en nyckelknippa. När du slappnar av såpass mycket att du håller på att somna slappnar också handen automatiskt av och du tappar därmed det du håller i handen, varpå ljudet av exempelvis nyckelknippan mot golvet väcker dig. (Se till att golvet tål tyngden av det du håller i handen så att det inte blir märken.) Det kan kanske verka vara en alltför kortvarig vila men man kan faktiskt känna sig betydligt piggare även efter en såpass kort vilostund.

KAPITEL 12 – AVSLAPPNING GENOM LUGNANDE STIMULERING AV DINA SINNEN

Som du läste i kapitel 1 handlar avslappning i grunden om att övertyga hjärnan om att det inte föreligger någon fara. Och att stimulera dina sinnen med lugnande intryck talar om för hjärnan just detta: Att det inte finns någon fara i din omgivning.

”Lugnande” är naturligtvis olika från person till person. Att gå längst stranden anses nog vara avslappnande av de flesta; men det finns faktiskt de som associerar stranden och vatten med stress eller till och med livsfara och död. Ta tsunamioffer exempelvis, där hela personens familj kanske gick under. Man kan alltså inte ge en generell rekommendation som passar alla, utan bara riktlinjer som att välja intryck som passar just dig.

Ju fler sinnen du involverar som blir avslappnade samtidigt desto bättre och snabbare effekt kan du få. Det går dock bra att involvera bara några eller något sinne för att det ska ha effekt. Det beror också på vilka sinnen som är viktigast för dig. Är du en visuell person och ofta tänker i bilder kan visuella intryck passa dig bäst. Älskar du musik kan ljudintryck vara lämpliga. Är du en person som älskar smaker och dofter kan just det vara väldigt avslappnande för just dig. Sedan finns det många som älskar beröring och då är känselintryck bra.

Jag har delat in detta kapitel i just dessa kategorier, så att du snabbt kan hitta några exempel på just dina favoritintryck. Jag börjar med ett totalintryck där samtliga sinnen är involverade, för att sedan ta upp sinnena ett och ett. Du kan också prova andra intryck än just dina favoriter. Vad vore livet utan att prova nya saker ibland?

Alla fem sinnena tillsammans

Att vara ute i naturen är kanske det enklaste och mest naturliga sättet att få lugnande stimulering och intryck. Vi nutidsmänniskor härstammar visserligen från folk som inte alltid associerade naturen med lugn eftersom det ofta lurade faror som vilddjur där; men nu för tiden finns det åtminstone i Sverige få eller inga djur i naturen för hjärnan att frukta. Och naturens lugnande intryck är dessutom helt gratis!

1. Skogen. I en skog kan du insupa den vackra omgivningen med dina ögon. Se på trädens former och färger och upptäcka nya löv med nya nyanser som skiftar med årstiderna. Lyssna på fåglarnas entusiastiska och lockande sånger och kanske på en porlande bäck eller vinden som smeker grenar och löv. Känna dofter från grönskan. Kanske smaka något ätbart bär eller någon ört. Samt sist men inte minst känna på mjuka löv, grässtrån eller mossa med dina händer.

2. Stranden. Visserligen brukar det blåsa mer vid kusten än i en skog, men många upplever det som uppfriskande. Att blicka ut över det till synes oändliga havet kan ge en känsla av frihet. Om ljusförhållandena är rätt kan du vid stiltje se hur havet antar en nästan kvicksilverfärgad ton. Vid andra tillfällen kan du knappt urskilja var havet slutar och himlen tar vid eftersom färgerna är nästan identiska. För att inte tala om en solnedgång vid havet: Är det molnfritt kan du se solen minska och minska tills den helt försvinner i havet, och är där moln kan himlen bli till en färgsprakande palett och du kan få uppleva färger du knappt visste fanns. Stranden i sig kan också ge en känsla av lugn och frihet, och det finns massor av saker att uppleva där – fåglar, snäckor som flutit in, kanske till och med en bärnsten? Salta dofter från havet. Är det sommar och du går barfota kan sanden kännas mjuk och varm och massera dina fötter, och du kan känna på sanden och på snäckor med dina händer.

3. En park nära dig. Lyckligtvis finns det lagar i Sverige som reglerar hur mycket bebyggelse som maximalt får finnas i ett område i relation till grönområden, så även om du bor i tätbebyggelse ska det finnas träd och gräs i närheten där du kan koppla av dina sinnen.

4. Anlagda trädgårdar för allmänheten. I en anlagd trädgård är det bara att njuta och ta in med alla dina sinnen. Det sägs att exempelvis japanska trädgårdar är omsorgsfullt designade just för att stimulera alla fem sinnena. En anlagd trädgård kan ha lika stor avstressande effekt som "riktig" natur. Det spelar ingen roll vad du väljer, det viktiga är hur pass avslappnad du blir i omgivningen.

5. Ny miljö. Du måste inte nödvändigtvis vara i naturen för att det ska vara avkopplande, utan du kan välja vilken miljö som helst som är lugnande för dig. Du kan ta en semester eller minisemester och åka till en plats som känns bra för dig.

6. Besök ställen som betydde trygghet för dig när du var liten eller ung. Ditt undermedvetna minns allt, både obehagliga och behagliga minnen. Att bege sig tillbaka till platser där man ofta tillbringade tid när man var liten eller ung och där man kände positiva känslor är något som det undermedvetna älskar. Eftersom det inte finns någon klocka i ditt undermedvetna kommer din hjärna att känna samma trygghet nu som du gjorde förr. Naturligtvis ser inte alltid platser ut som de gjorde förr – vissa platser byggs om eller rivs helt och hållet – men det brukar alltid finnas några intryck och associationer kvar. Fokusera på dem. Du kan också ta gamla fotografier till hjälp för att återskapa tidigare

platser i din hjärna. Eller varför inte bege dig dit med samma personer som du kanske umgicks med då? Det känns ännu tryggare för din hjärna, och fler minnen dyker upp när alla hjälps åt att minnas.

Synintryck

Är du en visuell person och vackra bilder och synintryck är viktigt för dig kan du slappna av genom att just se på något som du upplever som vackert eller avslappnande. Det finns mängder av olika saker du kan välja, exempelvis en film hemma eller på bio, konst, en väl utvald fotografibok, gamla fotografier, vackra föremål, vackra människor, vacker natur – det är bara din fantasi som sätter gränser här. Allt du ser som du tycker om eller finner lugnande är bra.

Hörselintryck

Lugnande hörselintryck kan exempelvis vara din favoritmusik. Musik som du gillade när du var yngre får hjärnan att slappna av i tron att du återigen befinner dig i din ungdom, vilket kan verka som en mental föryngringskur. Du kan också välja att lyssna på allmänt avslappnande instrumental musik, harpa eller naturljud. Det finns havsvågor, porlande bäck, sångfåglar, med mera – du kan lyssna på vad som helst så länge som det får dig att slappna av.

Doftintryck

Dofter påverkar oss mer än vi normalt sett tänker på. Till skillnad från våra övriga sinnen filtreras eller analyseras inte dofter av vår nya, främre del av hjärnan; dofter går istället direkt in i hjärnans "känslocentrum" amygdala där de direkt påverkar våra känslor. Dofter vi trodde vi glömt är nämligen inte alls glömda. Ta till exempel din mammas nybakade kakor. Det var kanske jättelänge sedan du smakade dem, men ditt undermedvetna minns dem! De stod normalt sett för kärlek och trygghet, och samma känslor kommer att spridas inom dig när du nu åter känner samma eller liknande dofter.

Det samma gäller för dofter eller lukter som du förknippar med obehag; om du känner sådana lukter uppstår obehagskänslor innan du logiskt hunnit konstatera att dessa lukter inte längre innebär fara för dig nu. Eftersom den gamla delen av hjärnan (limbiska systemet) har som uppgift att skydda oss och tillförsäkra vår fysiska överlevnad är det alltså viktigt att du väljer rätt dofter om du vill använda det som avslappningsmetod – fel dofter kan nämligen skapa stress istället. Och det är egentligen bara du själv som vet vilka dofter som skapar behag hos dig. De flesta uppskattar dock dofter som normalt sett anses vara behagliga, som flertalet blommor, eller varför inte passa på att lukta på lindarna eller syrenen när de blommar? Alla årstider har dock sina egna dofter, inte bara våren och sommaren. Hösten har löven; att gå i en lövskog på hösten och insupa alla dofterna där kan vara väldigt avslappnande och på köpet får du dessutom en massa behagliga synintryck av alla färger och former. Även vintern har faktiskt sina dofter, exempelvis morgonkylan. Det går att lära sig att uppskatta dofter även i miljöer du inte trodde det fanns behagliga dofter i.

Vill du inte gå ut i naturens doftskafferi kan du ändå uppleva dofter inomhus, exempelvis från matvaror. Du behöver inte äta för att känna dofterna. Det finns massor med kryddor och örter som doftar allt från behagligt till underbart. Lavendel sägs vara speciellt avslappnande. Du kan också prova kanel, kardemumma, lavendel, fänkål, vanilj, rökelse – bara fantasin sätter gränser här.

Smakintryck

Att "slappna av" med smakintryck är inte alltid den bästa lösningen. Som du läste i kapitel 2 är tröstätning en fara som lurar i vassen. Hjärnan kan vara van att stoppa mat i munnen så fort man känner sig stressad eller nere, och helst vill den ju ha något sött eller fett.

En annan viktig aspekt är att smakintryck automatiskt involverar luktintryck. Tungan kan ju bara uppfatta fem till sex olika smaker (beroende på den senaste forskningen) medan antalet dofter vi kan urskilja är betydligt större – om det nu ens finns någon tillförlitlig siffra på det. Så hur maten du äter "smakar" beror faktiskt till största delen på hur den luktar. Prova att hålla för näsan nästa gång du äter något som "smakar gott" så får du se, eller snarare sagt smaka, hur det känns. Inte riktigt samma, eller hur? Det man smakar är egentligen bara en kombination av de olika smakerna sött, salt, surt, beskt och astringent. Till detta kommer konsistensen i det man äter, det vill säga om det är mjukt, hårt, krispigt, etcetera, samt temperaturen. Resten kommer faktiskt via luktsinnet.

Vill du använda ditt smaksinne för att slappna av rekommenderar jag att du i så fall undviker vanliga stressmatfällor som chips, glass och pizza, och istället väljer något hälsosamt, tar små portioner och äter långsamt så att du till fullo kan njuta av varje tugga. Om du vill "lyxa till det" rekommenderar jag exempelvis mörk choklad av den dyrare sorten med hög halt av kakao och kakaosmör, goda färska bär som blåbär, exotisk frukt som exempelvis färsk mango, färskpressad juice eller "finare" eller hemlagad glass med hög halt av naturliga råvaror. Återigen, bara fantasin sätter gränser här.

Känselintryck

Med känselintryck avses här rent fysiska känselintryck, det vill säga sådana som berör hudens känselnerver. De känslomässiga/psykologiska känselintrycken tas upp i kapitel 10.

De fysiska känselintryck som normalt brukar leda till avslappning är mjuk beröring och behaglig värme, antingen var för sig eller i kombination. I synnerhet mjuk beröring signalerar "icke fara" till hjärnan eftersom hjärnan vet att mjuk beröring normalt bara sker under omständigheter där ingen fara föreligger. Det får dig att känna dig trygg och därmed avslappnad.

Nu följer åtta exempel på hur man kan uppnå avslappning genom beröring och/eller värme. Som vanligt är det upp till dig att välja de avslappningsmetoder som passar dig. Det hela beror som sagt på vad du själv upplever som avslappnande, men rent generellt är nog denna typ av avslappning uppskattad av de flesta – det är bara att låta dig inspireras.

1. Mjuk massage, speciellt med varm olja i en likaledes behagligt varm lokal, kan vara väldigt avslappnande. Alla gillar dock inte att bli berörda genom massage, speciellt inte av någon de inte känner eller inte känner sig trygg med. Vissa kan också ha dålig erfarenhet av massage som gjorde ont eller utfördes fel. Du ska naturligtvis inte tvinga dig att

låta dig masseras om det inte känns bekvämt eftersom du då kan bli mer stressad istället. För en del är det dock en fråga om att vänja sig vid beröring och lära sig slappna av. Ge det en chans om du vill.

2. Hårdare massage, exempelvis thai-massage, kan naturligtvis upplevas som mindre avslappnande eller till och med göra ont, men efteråt kan en behagligt avslappnande känsla infinna sig.

3. Ayurvedisk massage. Denna massage grundar sig på världens äldsta hälsosystem ayurveda, med ursprung i Indien. Genom att massera olika punkter på kroppen balanseras de tre krafterna "vata", "pitta" och "kapha". Jag bad en expert på ayurvedisk hälsa förklara mer: *"Inom ayurveda tar man hänsyn till hela individen och behandlar därefter. Vid en ayurvedisk ABHYANGA-massage använder man ekologiska oljor anpassade efter kroppstypen (vata, pitta, kapha). Oljemassagen minskar stress, förbättrar sömnen, minskar trötthet, förbättrar funktionen i leder och muskler, förbättrar blod- och lymfcirkulationen, lösgör gifter/slaggämnen så de kan transporteras bort, förbättrar matsmältningen och immunförsvaret (genom hormonpåverkan), mjukgör huden, samt balanserar muskler och leder. Massagen går ner på djupet och behandlar på cellnivå."* (Camilla Petersson, diplomerad Ayurvedisk hälsorådgivare och idrottspedagog, www.halsapa.com)

4. Beröring. Att bli berörd av eller krama någon du tycker om brukar de allra flesta finna avslappnande. Det kan vara något så enkelt som att bli klappad på huvudet eller armen, eller mer intimt som att bli smekt. Som du läste i kapitel 10 utsöndrar hjärnan "må-bra-hormonet" oxytocin vid positiv fysisk beröring med andra, exempelvis kramar eller pardans. Oxytocin sänker hjärtfrekvensen och blodtrycket och städar undan ansamlade stresshormoner som kortisol.

5. Att klappa djur eller husdjur som hundar, katter eller kaniner är ett annat sätt. Där är du den aktiva som klappar, och djuret brukar inte vara sent med att glatt låta sig bli klappat. Den beröring du upplever via din hand samt den glädje du upplever när du ser att djuret uppskattar din beröring samverkar till att skapa en behaglig oxytocineffekt. (Förutsatt förstås att du tycker om att klappa djur.)

6. Om du föredrar att uppnå avslappning genom värme istället för genom mänsklig beröring är bastu ett bra sätt. Där får du behaglig värme, vilket får kroppen och alla spända muskler att slappna av. Precis som vid fysisk aktivitet har bastu dessutom den fördelen att den hjälper till att forsla bort de ackumulerade stresshormonerna via svettningen. Ångbastu stimulerar huden extra. Det finns en alternativ form av bastu som kallas infrabastu. Den arbetar med en speciell form av värme som motsvarar solens eget

värmande ljus och som värmer kroppen direkt istället för via luften. Luften upplevs alltså inte som varm, vilket kan vara en fördel för dig som inte gillar het luft. Infrabastu är dock inte så vanliga på offentliga platser, men de finns som bygg-din-egen-hemmabastu-modell.

7. Ett härligt, varmt bad hemma i badkaret. Har du inget badkar kan en lång, varm dusch vara ett andrahandsalternativ. Sker badet utomhus på sommaren eller i ett varmt land får du dessutom behaglig beröring från sanden mot fotsulorna.

8. Sist men inte minst finns det så kallade spa. På ett spa finns bassänger med olika temperaturer, bastu av olika slag, möjlighet att få massage eller andra behandlingar – allt utformat för att få dig och din kropp att slappna av. Visserligen kan det kosta en slant, men sök på internet så hittar du kanske ett spa i din närhet som du har råd med. En extra effekt du får på ett spa är den rent psykologiska aspekten: Ingen där stressar, utan alla tar det lugnt, och hjärnan har då lättare att släppa taget och acceptera att ingen fara förekommer i omgivningen. Det är bara att njuta av värmen och alla möjligheter till avslappning! :)

SLUTORD

Nu när du nått slutet av boken är min starka förhoppning att du fått många goda idéer och uppslag till hur du ska kunna skapa ett mer hållbart liv för dig själv, där stress visserligen kan förekomma men inte ta överhanden.

Det ligger i slutänden på den enskilde individen att ta ansvar för stressen i sitt eget liv. Man kan inte undvika all stress – det finns livssituationer som kan skapa mer eller mindre ständig stress, som sjuka nära anhöriga, sorg, stress på jobbet, ekonomisk stress, etcetera – men man kan planera in regelbundna stunder av total avkoppling så att nervsystemet får slappna av regelbundet. Hur svår din situation än är blir det nämligen inte bättre av att du stressar upp dig precis hela tiden. Om någon exempelvis behöver ditt ständiga stöd får du inte ta "ständiga" bokstavligt. Din kropp och hjärna måste vila regelbundet. Annars sliter du ut dig i förväg, och vem ska då hjälpa den personen? Du själv måste må bra för att kunna stötta dina nära och kära, och för att kunna sköta ditt jobb. Och naturligtvis ska du också må bra för din egen skull – för att du förtjänar det.

En kort självbiografi

Så länge jag kan minnas har jag slukat böcker om populärvetenskap, populärpsykologi, filosofi, oförklarliga mysterier, kroppsspråk, positivt tänkande, hypnos, sinnets okända krafter, meditation, inre balans, healing, reflexologi – ja i stort sett allt som vidgade min inre värld och förklarade den yttre världen. Jag har alltid varit en fritänkare och har inte haft något större intresse (och säkert inte heller tillräckligt tålamod!) för en formell psykologiutbildning. Jag har alltid varit mer intresserad av kunskap som ligger utanför det de flesta skolor och utbildningar erbjuder: Strategiskt tänkande, psykologisk taktik och mentala knep, allt för att kunna handskas med besvärliga personer och situationer.

Jag tror att mitt intresse för inre balans och välmående delvis härrör från det faktum att jag tillhör den relativt stora skaran högkänslig person. Detta är ett medfött personlighetsdrag som delas av 15-20 procent av alla människor. Det innebär bland annat att det alltid har varit viktigt för mig att alla mår bra och behandlar varandra med respekt, och att jag på gott och på ont "känner av" konflikter mer än de flesta. Synskhet i olika former förekommer också på båda mina föräldrars sida. Min fars mormor Hilda var byns helbrägdagörerska och botade sjuka. Dessutom är jag ansiktsblind (den medicinska benämningen är prosopagnosi) och jag känner normalt sett inte igen personers ansikten förrän jag träffat dem ett flertal gånger – åtminstone betydligt fler gånger än de allra flesta behöver för att känna igen någon. Istället har jag en tendens att tona in på personers känslolägen. Jag får ett slags emotionellt intryck som minnesbild istället för ansiktet. När folk berättar vad de tycker om eller inte tycker om brukar det också etsa sig fast i mitt minne, vare sig det rör sig om att någon gillar päronsmak, ogillar gröt eller älskar någon speciell film eller musikartist.

År 2010 fick mitt intresse för självförbättring en ny skjuts och jag började gå kurser och distanskurser i kroppsspråk, ansiktsuttryck, NLP (neurolingvistisk programmering), konflikthantering, life coaching, EFT (Emotional Freedom Techniques), attraktionslagen, hypnos, energimedicin, meditation, och olika former av självförsvar och närkamp. Alla dessa tekniker var som version 2,0 av allt jag hade studerat tidigare och gav mig en massa användbar kunskap om livet. Sedan 2011 arbetar jag också som deltidsinstruktör i flera av dessa tekniker. Den 1 november 2012 gav jag ut min första bok på engelska, och fler har följt efter det. Det kanske låter som om jag vill kunna precis allting, men i själva verket är jag bara outtröttligt nyfiken på allt som kan förbättra mitt och andras liv. Att ha en bred kunskap ger ett vidare perspektiv på saker och ting och man ser hur allting hänger samman. Ytterst sett handlar det också om inre frid kontra styrka och kraft (yin och yang). Utan båda har du varken eller. Utan inre frid kan du inte till fullo njuta av din styrka och kraft, och utan styrka och kraft kan du inte försvara din inre frid.

Jonas Wårstad på nätet

www.jonaswarstad.com

Här hittar du information om mina böcker och de olika kurser jag tillhandahåller, bland annat självförsvar och att läsa kroppsspråk och ansiktsuttryck.

http://www.discog.info/

Min internationella sida som musikälskare. Här finns diskografier över alla grupper och artister jag lärt mig älska sedan jag var gammal nog att uppskatta musik.

Kontakta mig

Du kan nå mig via epost, info@jonaswarstad.com eller discoginfo@yahoo.com. Det går också bra att kontakta mig via facebook. Jag har två facebook-sidor. En svensk (Jonas Wårstad) och en författarsida för min engelsktalande publik (Jonas Warstad).

PS

Om du tyckte om min bok hade jag uppskattat stort om du tog dig tid att skriva en liten recension och/eller berätta om den på sociala medier. Eventuella tips om förbättringar lovar jag också att läsa med öppet sinne. Denna bok är ju när allt kommer omkring till för Dig, läsaren.

Tidigare utgivna böcker på svenska

- Rovdjur i mänsklig skepnad: Konsten att förstå och handskas med en psykopat

- Tänk dig lycklig: Vad alla borde veta om positivt tänkande och attraktionslagen

- Idioten på jobbet: Hur man handskas med besvärliga och irriterande arbetskollegor

- Försvara dig! Enkelt och effektivt självförsvar för tjejer och killar i alla åldrar

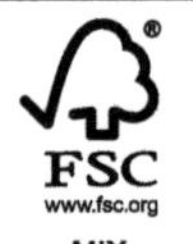

FSC
www.fsc.org
MIX
Papper från
ansvarsfulla källor
Paper from
responsible sources
FSC® C105338